Telma Lenzi

Entre quatro paredes

Diálogos do isolamento

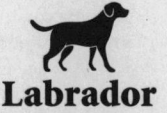

© Telma Lenzi, 2025
Todos os direitos desta edição reservados à Editora Labrador.

Coordenação editorial Pamela J. Oliveira
Assistência editorial Leticia Oliveira, Vanessa Nagayoshi
Direção de arte e capa Amanda Chagas
Projeto gráfico Vinicius Torquato
Diagramação Emily Macedo Santos
Preparação de texto Marília Schuh
Revisão Vinícius E. Russi

Dados Internacionais de Catalogação na Publicação (CIP)
Jéssica de Oliveira Molinari - CRB-8/9852

Lenzi, Telma
  Entre quatro paredes : diálogos do isolamento / Telma Lenzi.
São Paulo : Labrador, 2025.
  144 p.

  ISBN 978-65-5625-867-6

  1. Crônicas brasileiras 2. COVID (Doença) 3. Saúde mental I. Título

25-1306   CDD B869.3

Índice para catálogo sistemático:
1. Crônicas brasileiras

Labrador

Diretor-geral Daniel Pinsky
Rua Dr. José Elias, 520, sala 1
Alto da Lapa | 05083-030 | São Paulo | SP
contato@editoralabrador.com.br | (11) 3641-7446
editoralabrador.com.br

A reprodução de qualquer parte desta obra é ilegal e configura uma apropriação indevida dos direitos intelectuais e patrimoniais da autora. A editora não é responsável pelo conteúdo deste livro. A autora conhece os fatos narrados, pelos quais é responsável, assim como se responsabiliza pelos juízos emitidos.

SUMÁRIO

Prefácio — 5

PARTE I – FUNDAMENTOS

Introdução — 9

Micropráticas transformadoras — 11

Personagens internos — 14

Diálogos — 19

PARTE II – TEMPOS DE PANDEMIA

Distanciamento social — 25

O tempo — 29

Compartilhando criatividade — 31

Coletivo x individualismo — 33

A resiliência — 34

Aprender a viver na pandemia — 36

Feliz páscoa — 39

O medo — 41

Recebi flores — 44

Dia das mães — 45

Desconstruindo o dia das mães — 46

Distanciamento radical — 48

Alimentação emocional — 50

A morte — 54

A esperança — 56

Montagem de domingo — 58

Reflexos e reflexões — 60
Dia do idoso — 62
Desejos — 63
Aniversário da mãe — 65
Um pouco de fé — 69
O cinza é só uma cor — 70
O entorno de mim — 72
Fechamento de ciclo — 75
Meu pai — 77
O pai da Bela — 78
O novo pai — 81
O pai — 84
Mulher gestante — 86
Suicídio: a dor não morre — 87
O poder da escuta — 91
Redes sociais: droga e dependência — 93
Pausas — 96
Outubro rosa — 99
Ser sua própria mãe — 102
Dia da criança — 105
Viver com culpa — 109
Viver sem culpa — 112
Caça às bruxas — 113
Objetificação do corpo da mulher — 118
O mundo pós-pandemia — 120
Crônica de natal — 124
Março de 2021 — 127
Circo de horrores — 132
Dizendo "olá" novamente — 138

Epílogo — 142

PREFÁCIO

Escrevi esses artigos e crônicas durante o ano de 2020, quando teve início a pandemia de covid-19. A escrita foi, aos poucos, transformando-se na forma que encontrei de manter minha saúde mental e continuar o meu trabalho como terapeuta.

Foi um ano de trabalho muito intenso, de domingo a domingo, em que fortaleci meu propósito e finalmente entendi o sentido maior de ter criado uma organização não governamental (ONG) em 2007, para ajudar pessoas com sofrimento emocional. Com uma equipe incansável de mais de trinta terapeutas, realizamos mais de mil atendimentos terapêuticos, na maior parte gratuitos, naquele fatídico ano de 2020.

Quando não estava atendendo meus clientes particulares ou coordenando os trabalhos da ONG, minha forma de relaxar era escrever sobre o que estávamos vivendo. Esse conjunto de escritos ficou ali guardado — uns rabiscos e anotações da agenda, um pouco no meu site, outros no Instagram — quando a vida me atravessou com projetos maiores.

Quatro anos depois, estou aqui relendo e organizando esses mesmos escritos para publicá-los; e como é sensibilizante reler esses textos. Eles me jogam para aquelas emoções loucas que vivemos nos tempos da pandemia, de medo, insegurança máxima e total desgoverno. Uma ameaça invisível, um país abandonado e levado adiante por causa de muitas iniciativas vindas de ações humanas em colaboração. Da solidariedade entre vizinhos à colaboração da classe científica mundial, que entregou a vacina em tempo recorde, todos fomos profundamente tocados.

Passou o auge da pandemia; muitos morreram e muitos de nós sobrevivemos. Mas como ficou o mundo? Como ficaram as relações, as ações solidárias? O que cada um aprendeu com o que viveu?

Compartilho nestas páginas as minhas reflexões sobre o mundo e sobre o meu mundo interno, que nunca mais será aquele de antes de tudo isso.

Proponho aqui um percurso que inicia com temas que fundamentam minha filosofia, teoria e visão de mundo. Sinta o chamado pelo assunto, pelo título, pela primeira frase, ou siga o índice. Leia de trás para frente, leia tudo ou só o que despertou atenção.

Repita, repita e repita a leitura quantas vezes sentir vontade, se assim o trecho, a frase ou o assunto mobilizar, pedir. Construa o seu itinerário pessoal de leitura e essa ação singular já está convidando-o para diálogos internos transformadores, e lembre-se: diálogos nunca cessam.

Que nós nunca nos esqueçamos de quem éramos, como vivemos e quem nos tornamos após a pandemia. Que a alienação não nos tome de volta.

Telma Lenzi

PARTE I
FUNDAMENTOS

INTRODUÇÃO

Penso o mundo através dos diálogos.
Diálogos externos em cada relacionamento que me torno e em que me reconstruo. Diálogos internos, com meus próprios personagens, nos momentos em que cesso a externalização das conversas e elas seguem no privado do meu self.

Diálogos nunca cessam; eles fazem pausas, mudam de interlocutores. Tornam-se públicos ou privados, no mundo externo ou interno. Mobilizam tensão, reflexão, ampliação, transformação, esperança e paz.

Acredito que o mundo possa ser mais gentil, humanizado, colaborativo por meio dos diálogos. A meu ver, as pessoas, em suas práticas cotidianas, podem iniciar a transformação do mundo pelas conversas, uma a uma, em diálogos respeitosos.

Esta é a minha proposta para passarmos pelos momentos desafiadores: refletir, dialogar.

Este livro é um convite ao diálogo que surgiu no tempo recluso do distanciamento social que a pandemia de covid-19 nos impôs e que se estendeu para os dias atuais.

São reflexões sobre temas humanos que surgiram da minha prática como psicóloga, terapeuta colaborativa dialógica, presidente de ONG, mulher, mãe e como pessoa atenta aos processos teóricos, filosóficos, emocionais e sociopolíticos. São textos escritos nos longos dias do isolamento social.

Nestes tempos nos quais temos tão pouco poder sobre o nosso mundo externo, voltar-se para si, para o mundo interno, e refletir sobre si mesmo têm sido o grande poder, o caminho de aliviar o sofrimento emocional, gerenciar emoções e sair mais fortalecido e preparado para o mundo que se apresentará.

É um livro para todos. São reflexões dos ensinamentos aprendidos com pessoas simples e sábias, tanto quanto com teóricos em suas complexidades. Uma forma acessível para falar de humanidades, singularidades e possibilidades. Neste espaço, quero contribuir para momentos de dificuldade individual ou coletiva e levar minhas ideias de bem-estar para todos, mescladas às minhas experiências de vida.

Essa sou eu, com a mesma vontade de encontrar novas maneiras de estar com pessoas em uma fala ou escuta que gerem reflexão e novos significados. Que os diálogos nos fortaleçam para construir o mundo novo que queremos no pós-pandemia.

MICROPRÁTICAS TRANSFORMADORAS

Toda ação que realizamos no mundo é uma ação política. Ela defende um ideal, tem um background e valores implícitos. Ela demarca nossa filosofia e nossa direção, direciona nosso olhar e nossas escolhas para consigo mesmo, o outro, o mundo, e pode ou não gerar esperança.

Essa é a minha filosofia e seus norteadores, fundamentos de minhas ações no mundo, minha forma de pensar, refletir, agir e escrever. Ela atravessa minhas escolhas de palavras, meus convites para reflexão, e envolve tanto minha vida pessoal como profissional, sem distinção. São o que se costuma chamar de *práticas colaborativas dialógicas*.

O QUE SÃO AS PRÁTICAS COLABORATIVAS?

Essas práticas partilham uma base comum, com uma crescente comunidade internacional de estudos fundamentados em pressupostos derivados de teorias pós-modernas, construcionistas sociais e dialógicas. São práticas pós-modernas, conversacionais, dialógicas e discursivas.

Elas envolvem uma postura filosófica para o relacionar-se e os relacionamentos — estar com o outro e não para o outro, pelo outro ou sobre o outro. Uma atitude, uma maneira, um tom que comunica às pessoas a importância delas para mim.

Pessoas são seres humanos únicos, não uma categoria, e serão reconhecidas e apreciadas. Elas têm algo a dizer que sempre vale a pena ser ouvido, e essa postura convida e encoraja as relações igualitárias.

Alguns norteadores

Colaboração: importância de dar voz a todos. Dessa forma, reforça a importância da democracia, da justiça social e dos direitos humanos.

Relações igualitárias: gentileza, afeto, interesse genuíno na singularidade do outro.

Não às generalizações: somos todos singulares. Da mesma forma, as soluções para os problemas humanos também o são.

Ceticismo: verdades são construções sociais. Cabe aqui a pergunta: a quem interessa tal verdade?

Respeito ao conhecimento local: validação do saber do outro sobre sua realidade.

Diálogos: convite a estarmos sempre em postura dialógica, tanto externamente como nos diálogos internos.

Self dialógico: auditório de personagens internos definindo itinerários de nossas ações no mundo.

Feminismo colaborativo: um convite para diálogos colaborativos entre homens e mulheres para a desconstrução do modelo machista patriarcal vigente.

Essa filosofia que fundamenta minha ação política sustenta em mim a esperança de que podemos ser a mudança que queremos ver no mundo pós-pandemia, no "novo normal". Acredito que possamos gerar uma grande revolução, uma subversão de dentro do sistema. Chamamos essa ação de *micropráticas transformadoras*.

Quando não queremos ou não podemos mudar o sistema político atual de cima para baixo, podemos agir a partir de dentro, no cotidiano das relações.

Toda pessoa, em suas práticas cotidianas, pode começar a fazer uma diferença. Todos nós podemos transformar o mundo pelas conversas, um a um, em diálogos respeitosos. Podemos abandonar a ideia do individualismo e aumentar nosso cuidado com os relacionamentos e a comunidade por meio de práticas dialógicas respeitosas e colaboração e respeito pelas singularidades de cada um.

Somos todos interligados no coletivo e teremos força de transformação quando contribuirmos para o bem-estar do processo relacional, que inicia e se propaga no um a um.

Eu acredito e me dedico a esse caminho das micropráticas transformadoras. O caminho de conversa em conversa, de reflexão em reflexão, inspirando pessoas a fazerem a diferença e também a inspirarem outras pessoas.

O mundo em colaboração é o novo poder.

PERSONAGENS INTERNOS

Olhar para si e conhecer-se melhor: esse é o convite nos tempos de pandemia, em que nossa lente interna do medo aumenta tudo — aquilo que é bom e o que nos torna vulneráveis.

Pensar nosso mundo interno como um recurso de resiliência e autoagenciamento nos fortalece emocionalmente. Os personagens internos são um recurso valioso de resultados importantes nessa busca de bem-estar.

Quem são eles?

Todos temos um auditório interno de vozes, uma equipe, um time de conselheiros, colaboradores internos, com os quais estamos sempre dialogando. Eu os nomeio "personagens internos".

Com eles — os personagens —, construímos nossas interpretações, deduções interiores, motivações, apreciações e ponderamos sobre as decisões que tomamos na vida, o que decidimos fazer e principalmente de que forma fazemos.

Sempre conversei, desde menina, com os meus, e esse diálogo interno foi fundamental no meu autoconhecimento e desenvolvimento.

Depois de alguns anos formada, instrumentalizei o trabalho com os personagens como um recurso terapêutico para os meus clientes. Essa prática foi fundamentada em um artigo científico de 2013.[1]

---

1 LENZI, Telma Pereira. Personagens internos. *Nova Perspectiva Sistêmica*, [S. l.], v. 22, n. 47, p. 86-98, 2016. Disponível em: https://revistanps.emnuvens.com.br/nps/article/view/34. Acesso em: 1 out. 2024.

Você conhece os seus personagens?

Somos todos singulares: a natureza do nosso mundo interno é igualmente única. Cada um tem os seus personagens, suas vozes, suas próprias características que foram construídas ao longo da sua história de vida.

Cada personagem traz uma voz diferente e simultânea, o que torna necessário o diálogo interno democrático e igualitário para suas coexistências. Às vezes, eles são contraditórios, antagônicos; outras vezes, estão em parcerias. Refletem os mesmos recursos que utilizamos no nosso mundo exterior, os compromissos éticos, nossa forma de falar e estar envolvidos nas interações com as pessoas no mundo externo. Às vezes, fazem muito barulho interno; outras vezes, parecem uma melodia de vozes.

Como funciona a nossa mente?

Esta é a grande novidade: a noção sociocultural da "mente". Nosso self não tem um centro único. Ele é múltiplo, não tem um núcleo profundo a ser alcançado como sinal de maturidade.

O self é descentralizado, é uma conversa horizontal entre suas várias vozes, seus vários personagens. É produzido dentro dessas sequências conversacionais de ação. Ele nunca estará pronto, sempre será um processo de possibilidades, transformação e evolução — um eterno tornar-se.

Onde eles se manifestam?

Eles não existem dentro da nossa "mente"; nós os invocamos linguisticamente através da reflexão, no diálogo. Os personagens coexistem em nosso mundo interior e aparecem nas nossas interações, nos relacionamentos, nas práticas conversacionais, na hora das conversações, tanto com as pessoas como nos nossos pensamentos, na nossa imaginação.

Às vezes, nós os percebemos em nossas pausas, respirações ou distrações, na entonação responsiva de nossas palavras, na expressão que surge em certo jeito característico, na expressão facial e verbal, nos gestos, no tom de voz formal, indignado, respeitoso, autoritário, alegre, culpado, com medo.

Quando nos dirigimos às pessoas, nós o fazemos com o nosso mundo interno e mostramos claramente com qual personagem estamos respondendo às circunstâncias que estamos vivendo. Temos muitos deles à nossa disposição; somos muitos em um encontro com o outro.

Converse com os personagens para conhecê-los melhor

Que tal convidar seus personagens para uma conversa, a partir da imaginação, para construir um espaço dialógico, reunir e relacionar todos os aspectos de suas circunstâncias atuais?

Ao conhecer como é esse curso, o itinerário das respostas e as negociações internas entre eles, saber com quais personagens contar e quais estão disponíveis em cada experiência da vida, aumentamos nossa flexibilidade, resolutividade de problemas e resiliência.

Como respondemos nas interações vividas

Precisamos sempre estar atentos à nossa capacidade de responder de maneira útil e geradora de novos significados para seguirmos adiante em trocas produtivas. Os personagens são nossas vozes internas construídas, internalizadas e programadas durante a vida, pelas experiências relacionais vividas.

Criamos padrões, programações, formas de vida, formas de ser, roteiros de ser, itinerários internos, programações relacionais. Eles são acionados a manifestar-se em situações bem específicas, semelhantes entre si. Responderão de forma padronizada historicamente, isto é, a partir de situações que aconteceram ao longo da nossa história, para certo tipo de interação.

Suas manifestações (nosso jeito de agir em determinadas interações) um dia foram úteis e têm coerência em nossa historicidade, mas precisamos refletir se suas respostas ainda são úteis. Se a forma como agimos ou reagimos com tal personagem ainda está gerando o resultado que esperávamos no presente. Se estiver servindo e for fonte de bem-estar, está tudo certo.

ÀS VEZES, NÃO ESTÁ TUDO BEM

Alguns dos nossos personagens programados e definidos para determinadas interações estão gerando problemas. De uma hora para outra, não estão mais funcionando, deixaram de ser úteis.

Precisamos revisitar-nos a todo momento, já que estamos sempre em transformação. Não somos mais os mesmos de antes de ler este livro, antes do verão, da pandemia, de ter filhos, casar, divorciar e assim por diante.

Por inúmeras razões, alguns personagens internos deixaram de ser respostas úteis para a solicitação da interação. Portanto, é necessário desligar o piloto automático das programações e poder construir novos roteiros, novos caminhos para novas formas de responder à interação atual.

O caminho é perceber qual personagem gera mal-estar e buscar outros tipos de respostas. Às vezes, precisamos convidar vários personagens para agirem juntos, por exemplo convidar a Coragem para estar junto do Medo naquele momento de contaminação viral.

Não seria útil agir só com um dos dois. O Medo, sozinho, não permitiria a saída ao supermercado para comprar suprimentos. A

Coragem, sozinha, não tomaria os cuidados de precaução antes e depois da saída. Com a ação conjunta desses dois personagens, ficamos mais protegidos. Nossa resposta ao contexto tornou-se mais útil.

Convidar outros personagens para compartilhar as responsabilidades de ações possíveis amplia nosso repertório interno, legitima-os, fazendo surgir uma ação conjunta entre eles. Sustentar ideias e crenças sobre nós mesmos depende tanto da validação e suplementação das comunidades às quais pertencemos, como do mundo interior dos nossos personagens.

O desenvolvimento de uma ideia no self é sempre um processo de colaboração e de coautoria de várias vozes internas e externas. Podemos sempre buscar outros personagens com melhores respostas para as situações vividas, que resultarão em maior bem-estar para as interações nas quais estamos envolvidos.

Aqui você tem uma escolha: agir pelo impulso do personagem que surge a partir da mobilização causada ou, pelo tempo interno que nos damos, refletir sobre uma emoção que a fala do outro nos causa, responsabilizando-nos por ela.

O que escutamos do outro? O que significamos internamente ao ouvir do outro?

Aumentar nosso autoconhecimento, nossa percepção sobre nós mesmos, devolve uma grata satisfação de liberdade e bem-estar emocional.

DIÁLOGOS

O mundo — o meu mundo, o seu mundo — constrói-se e reconstrói-se por meio dos diálogos, das trocas.

Somos seres sociais; nosso nível de desenvolvimento só se deu porque sempre nos unimos em tribos, em trocas, para vencer os grandes desafios. Por isso, sofremos no isolamento. Não sobrevivemos emocionalmente sem estabelecer trocas. Nossos diálogos internos saturam e corremos o risco de entrar em isolamento emocional e adoecer.

Precisamos estar em diálogos, internos e externos. Os diálogos acontecem externamente, publicamente, em cada relacionamento de troca, sejam reais ou virtuais. Diálogos com pessoas, com autores de livros; diálogos sobre sentimentos e estados emocionais; diálogos sobre coisas que fazemos juntos: os mesmos filmes, livros.

Da mesma forma, os diálogos continuam em nossas vidas internas, com nossos personagens internos, nos momentos em que cessamos a externalização das conversações e elas seguem no privado do nosso self.

Diálogos nunca cessam; somente fazem pausas, mudam de interlocutores. Tornam-se públicos ou privados, em uma contínua música.

Mantenha-se em diálogo; ele mobiliza e transforma estados e emoções, gera reflexão, angústia, pressão, ampliação, transformação, bem-estar, esperança, paz.

A seguir, trago dois fatores, dentre outros, que importam na qualidade dos diálogos:

- nossa responsividade, capacidade de responder de maneira útil e geradora de novos significados, para seguirmos adiante em trocas produtivas;
- nossa suplementação ao que escutamos do outro, o que significamos internamente ao ouvir do outro. Aqui podemos agir

pelo impulso da mobilização causada, ou pelo tempo interno que nos damos ao refletir sobre uma emoção que a fala do outro nos causa, responsabilizando-nos por ela.

Esse desafio está posto exatamente na linguagem dessas trocas, nas formas preferenciais de estar com o outro. O caminho é sair do individualismo e agir em colaboração.

Qual a sua escolha, sua filosofia de vida, seu tom em uma conversa?

Os tipos de conversa que temos nos falam muito das relações que temos uns com os outros. Dialogar é uma busca colaborativa de mão dupla por entender a outra pessoa a partir da sua perspectiva e não da nossa.

Difícil?

Não precisamos concordar, ceder, submeter, nem mudar de opinião. É só um convite a respeitar as singularidades humanas. Somos todos diferentes; sem respeito pela perspectiva do outro, não conseguiremos dialogar.

Diálogo é uma forma de comunicação na qual falamos com o outro (em voz alta) e num contínuo, com nós mesmos (com os personagens internos), buscando novos significados para seguirmos adiante.

Os diálogos estão carregados de presente, passado e futuro. Carregados da nossa história pessoal. Quanto mais nos conhecermos, mais conseguiremos estar presente nos diálogos. E, quanto mais estivermos em diálogo, mais nos conheceremos.

Quadro 1: Diferenciando diálogos de discussão e embate	
DISCUSSÃO	**DIÁLOGO**
Fecha questões	Abre questões
Convence/demarca relações	Mostra/estabelece relações
Defende ideias	Compartilha ideias
Ensina	Compreende
Domina x submete-se	Colabora
Examina as partes em separado	Relaciona as partes e o todo
Define a ideia vencedora	Todos ganham
Descarta as ideias vencidas	Revela a pluralidade de ideias
Faz acordos	Faz emergir novos significados

Fonte: Elaborado pela autora.

Não estamos em diálogo quando:

- estamos fechados para ouvir diferenças, questionamentos ou discordâncias;
- achamos que já sabemos do outro e antecipamos suas respostas, ou pressupomos o que esteja por trás delas;
- entendemos o outro através de nossa perspectiva, e não da perspectiva dele;
- não checamos entendimentos constantemente;
- tentamos convencer o outro a concordar ou pensar como a gente;
- lutamos por um consenso, pela concordância, e não aceitamos que o entendimento nunca seja completo;
- perguntamos para atingir uma resposta esperada, ou conduzimos para tal;
- não sentimos o valor do outro como igual, como alguém que possa nos gerar algo a aprender;
- agimos sem perceber ou escolher com qual personagem interno estamos suplementando a interação.

ALGUNS PONTOS PARA PRATICAR DIÁLOGOS

Esteja presente
Converse inicialmente sobre expectativas, criando um ambiente em que o diálogo possa acontecer, garantindo que dele participem múltiplas vozes de cada um.

Busque colaboração
Faça convites com genuína intenção de aprendizagem e respeito mútuo pelo conhecimento e pela perspectiva do outro, para gerar novos significados, perspectivas e ações.

Escute, ouça e fale com respeito
Respeito é uma atividade relacional, não uma característica individual interna. É ter e mostrar consideração pelo valor do outro.

Escute, ouça e fale como um aprendiz
Seja genuinamente curioso sobre o outro. Você precisa acreditar sinceramente que pode aprender algo com ele. Entender não tem fim. Questione o que você pensa que talvez saiba. Achar que conhece o outro pode impedir de aprender sobre ele e simplificar sua complexidade.

Escute, ouça e fale com calma e cuidado
Pausas são importantes. Dê-se um tempo antes de falar. Dê à outra pessoa tempo para pensar sobre aquilo que ela quer falar e como falar.

Acredito que mudanças na forma de falar podem criar novas formas de vida, facilitar as relações cotidianas e mudar a maneira como as pessoas se relacionam rotineiramente, como seres dignos de respeito mútuo, produto e produtores de um mundo mais solidário.

Acredito que as realidades coletivas são socialmente construídas e que a voz no processo de construção deve ser garantida a todos.

Dialogar é uma prática pacifista!

PARTE II
TEMPOS DE PANDEMIA

DISTANCIAMENTO SOCIAL

30 de março de 2020

A pandemia foi chegando e o mundo assistia a tudo, atônito. Eu pensava: *Não vai chegar até o Brasil. Não vai passar da Itália, da Europa.*

Confiava na ciência e nos cientistas que iriam bloquear o avanço. Era apenas um vírus. Não era com a gente, era com os outros; alguém ia impedir, salvar. Só precisávamos de cuidados básicos para nos proteger.

Era verão, tinha o turismo e o Carnaval como prioridades — ilusões ingênuas quebradas.

Mas... ela chegou! A princípio, eram só alguns casos. *Não deve ser tão mortal assim, estão assustando, colocando pânico.* No entanto, ela crescia em números de contaminados e mortes.

Notícias desencontradas. Governo perdido, sem liderança. Orientações confusas... Quem precisa fazer algo por mim sou eu. Assim foram os primeiros dias da pandemia para mim. Resolvemos parar tudo dois dias antes do governo e dar uma direção ao caos.

O decreto do isolamento, o distanciamento social, chegou no dia 22 de março de 2020, de maneira brusca, disruptiva. Seriam quarenta dias de isolamento.

Foi muito difícil, mas decidimos pelo bem do coletivo. Nos primeiros dias, nos concentramos em arrumar o lado profissional, a casa da ONG e a clínica: vamos parar tudo; suspender os atendimentos gratuitos em grupo não foi bem aceito, gerou revolta, falaram que estávamos sendo precipitados.

Mais de trezentos atendimentos presenciais interrompidos e uma equipe de 35 pessoas, terapeutas e colaboradores para mandar para suas casas — inclusive eu. Sim. Eu me "mandei embora", para casa.

Fechamos as portas da nossa sede e protegemos rapidamente todos. Depois, foi a vez de olhar para minha casa e organizar minha quarentena. Fui ao supermercado às 22h para abastecer-me do mínimo e senti o baque do vazio nas ruas, do shopping fechado e das distâncias entre as pessoas.

Sentia o cheiro do medo no ar.

Que difícil para mim — que gosto tanto do abraço, do olho no olho transbordando emoção e de simplesmente sentir a energia do outro —, tendo que conversar no silêncio com meus sentimentos.

Muitas reuniões do Conselho da ONG. Muitas conversas difíceis. Medo da saúde de todos ameaçada. Medo do baque financeiro que atingiria o nosso trabalho essencialmente presencial.

Minha aflição individual, antagonicamente, conversava internamente com o pensamento coletivo. Apesar do risco insano, algo nunca vivido se apresentava como uma possibilidade de mudar paradigmas e a forma de estarmos em relação com as pessoas.

Agora todos vão entender: a saúde é pública. O meu bem-estar, ou mal-estar, afeta o outro e vice-versa.

Muitos entenderão essa verdade pela primeira vez. Muitos se debaterão em negação, egoísmo, individualismo prejudicial a si e ao outro. Para alguns, essa ficha pode demorar a cair, se cair.

Nesse contexto, fomos pensando uma rotina de trocas online. Reuniões profissionais, entrevistas, conversas entre amigos, familiares e os pedidos de terapia online. Como não interromper os processos dos meus clientes? Isso muito me afligia.

Era extremamente contra a terapia online. Não acreditava nessa troca, nos resultados, tampouco sabia mexer nos computadores. Contudo, essa modalidade seria a única forma de eu continuar meu trabalho e meu sustento.

Mas isso, para mim, ainda não era argumento suficiente. Baixar os aplicativos Skype, Zoom, Teams... tantos nomes novos, tantas possibilidades de que não tinha conhecimento algum, com o agravante do isolamento, já que não podia pedir auxílio técnico, como sempre fazia.

Antes, alguém vinha e fazia tudo funcionar. Agora, é tudo diferente. Sou só eu por mim; estamos em isolamento.

Em uma semana, muitas verdades precisaram mudar.

Fui aceitando ajuda online e, com bastante desgaste, dispondo-me a experimentar as máquinas.

Recebi ajuda de clientes que me incentivaram a tentar.

Está sendo a maior experiência de desconstrução até aqui.

Comecei a atender timidamente, com os recursos tecnológicos engasgando para arrancar, mas fui — fui e senti a conexão. Percebi o sentimento circulando.

Senti a emoção e o afeto com meus clientes, com quem sou tão envolvida. Senti as possibilidades dos diálogos transformando aflições e sofrimentos em recursos, construindo outros itinerários, internos e externos. Vi preencher com vínculo de escuta e confiança a solidão do isolamento físico de quem experimentava estar só consigo mesmo, o que às vezes é tão maravilhoso, e outras tão ameaçador.

Desarmamos juntos algumas bombas prontas para explodir nos confinamentos das relações de casais e famílias. Outras não foi possível. A violência doméstica começou a fazer-se presente... Assustador.

Presencio também casais que aproveitam este momento para se dedicar a seus filhos e a suas relações, ressignificando rotinas familiares. Há sempre uma lente de aumento daquilo que já existia, pelo menos, na intenção. O lado bom aumentando, e o abuso também.

Viver a aventura online de estar com clientes de outras cidades, de outros países, está sendo indizível: fiz clientes novos que provavelmente não terei a oportunidade de conhecer presencialmente; conheci a intimidade das casas reais deles (não só emocionais), assim como eles conheceram a minha casa. Que oportunidade. Que quebra de paradigma.

A possibilidade de não ter processos terapêuticos interrompidos pela questão da pandemia se apresentou para mim, e eu me dispus a aprender a atender dessa forma. Precisei viver a conexão emocional a partir do recurso da conexão virtual para validar essa aprendizagem.

Assim como eu sempre questionei a qualidade desse tipo de atendimento, imagino que você também possa estar se perguntando se é válida a experiência. E a resposta é: experimente!

Nosso maior inimigo no momento está invisível por aí, contaminando mais e mais pessoas ao redor do mundo todo. E contextos de insegurança têm o poder de afetar nossa saúde mental. Não permita!

Todos estamos perdendo algo. A diferença é que alguns sofrerão mais, muito mais, e outros menos. A terapia online é uma oportunidade para que a gente reflita sobre os aprendizados que podemos ter com toda essa calamidade.

Por favor, cuide de si! Você, estando bem, afeta positivamente seus vínculos. E lembre-se: máscaras de oxigênio, primeiro, são colocadas em si, depois nos outros.

Mantenha seus processos de terapia. Eles lhes eram úteis; só mude a modalidade.

Você não fazia terapia? Então, agora é preciso.

Inicie um processo, se você sente sofrimento emocional neste momento de tensão pelo isolamento. Desde pequenos pensamentos de medo e angústia que falam baixinho nos diálogos internos até sensações corporais de desgaste, descontrole e sobrecarga.

Não é hora de baixar a imunidade. Continuar seus processos é muito bom para você e ainda colabora para que os profissionais não percam a sua renda. A terapia é uma grande aliada em diferentes momentos de nossas vidas, e agora, mais do que antes, apresenta-se como um instrumento de saúde pública.

O mundo estaria só, sem informação circulando, em um silêncio devastador, sem a internet e as várias maneiras de estarmos interligados. Eu agradeço à tecnologia. Estou esperando você aqui, no espaço online.

O TEMPO
3 de abril de 2020

Está em casa? Então, fique em casa!
Mas como lidar com o *tempo*?

Vencemos os primeiros dias de caos: fechar a ONG e a clínica particular, redirecionar os atendimentos para o modo online, traçar o planejamento das próximas semanas, olhar os números, sentir o estresse do aspecto financeiro e ainda acompanhar o andamento das nossas decisões e das decisões dos nossos governantes.

Então veio um segundo desafio para mim: encarar ele, o tempo. Nunca tinha experimentado a sensação de "ter todo o tempo do mundo e fazer o que quiser com ele, sem nenhuma obrigação social". Claro que houve ruídos grandes nessa experiência: estamos confinados, o medo do coronavírus, a pressão financeira e o fato de estar 24 horas por dia só, comigo mesma, na minha casa. Aliás, somos eu e a Kin, minha gata.

O que fazemos do tempo e o que ele faz conosco? Como matamos o tempo?

"Não tenho tempo!" Muitas vezes usamos essa desculpa para coisas que não queremos fazer, não queremos assumir, não temos uma decisão clara a respeito ou simplesmente procrastinamos por preguiça emocional. Agora tenho tempo. Como ele está sendo usado?

No começo, a personagem Caos chegou quebrando a agenda de horários e compromissos. Nada a fazer e sem poder sair de casa. Só reuniões para compartilhar o pânico geral. Não ter hora nem obrigação com ninguém, nem trabalho, nada.

Comer ou não. Dormir ou não. Exercitar ou não. Falar ou não falar com os outros. Mas tanto caos (liberdade) cansa também. A euforia cansa, o novo também.

E, nos meus diálogos internos, veio a personagem Ordem. Ordem em casa sem a Bety, ordem no self com meditação, ordem nos personagens internos com as trocas externas (vou falar mais disso depois).

Temos tempo. Todo o tempo, mas presos em casa. E agora? Como aproveitar esse tempo em casa?

Vieram velhas pendências domésticas postas em prioridade, com motivação e prazer. Quero muitas coisas, mas quero paz também. Todos temos uma multiplicidade de personagens internos com suas demandas. Então, minha aprendizagem atual é aproveitar a oportunidade, ou o que tiver de bom nela.

O QUE EU QUERO DA VIDA QUE DESEJO VIVER?

Agora tenho tempo para pensar mais profundamente nisso. Assim, começo a despedir-me de alguns velhos hábitos, crenças e expectativas. Será o início de uma grande mudança? Porque ninguém passará imune a isso tudo. Não seremos mais os mesmos depois desta experiência de quarentena; esta experiência será o que fizermos dela.

Podemos renascer com o tempo e não mais matar o tempo. O que é essencial para mim?

As coisas essenciais da vida vão destacando-se em sua importância, e assim temos uma oportunidade de nos transformarmos. Novos personagens internos ganham protagonismo por aqui.

Percebo em mim que as minhas personagens Escritora e Ativista Social vêm ganhando mais espaço e voz. Eu gosto muito delas!

Podemos ter a vida que escolheremos ter depois desta quarentena: comece já a escolher a sua!

COMPARTILHANDO CRIATIVIDADE

4 de abril de 2020

A campanha da vez é #ficaemcasa. Estamos todos em casa? Quero lembrar que hoje, 4 de abril de 2020, é quinta-feira, dia de #tbt (do inglês, *throwback Thursday*), ou dia oficial da saudade.

Que saudade está batendo por aí? Aqui, tenho muitas: saudade da liberdade; saudade dos filhos, dos irmãos e da mãe; saudades da minha equipe e das minhas amigas; saudades de andar por aí, livre, sem medo do elevador; saudades da Yume, minha gatinha. Hoje faz um ano que ela morreu.

Saudades.

Mas amanhã será outro dia. Vamos seguir priorizando as ações que focam o coletivo. Não sair de casa! Aguentar firme a quarentena e inventar coisas para ocupar-se.

Queria saber como estão as pessoas. Vamos compartilhar como está sendo a experiência da quarentena, do isolamento, para cada um? Se contarmos uns aos outros, de forma online, como estamos sobrevivendo, retornará o sentimento de pertencimento, a noção de que não estamos sozinhos nesta história, que estamos juntos fazendo o nosso melhor.

Qual é o seu melhor? Conte-me! Vou contar o meu: o meu melhor é ocupar-me de mim, do meu trabalho e do coletivo. Estou bem ocupada, mas satisfeita por poder colaborar.

Então, o primeiro passo é cuidar de mim mesma, da minha nova rotina, manter-me bem. Depois, é estar disponível, online, para os meus clientes terem a garantia da continuidade de seus lugares de escuta.

Tem coisa demais interrompida. Os processos terapêuticos mais do que nunca precisam continuar. Tem também o foco de coordenar as ações para manter a ONG funcionando virtualmente, oferecendo atendimentos terapêuticos para nossos clientes e ser rede de apoio para nossos residentes, porque o sofrimento emocional aumentou muito neste processo da pandemia.

Por último, fazer campanha para o #ficaemcasa e colaborar com o achatamento da curva de contágio, mantendo-se participante no processo, usando as redes sociais para gerar diálogos e reflexões.

Qual é o seu melhor neste momento?

COLETIVO X INDIVIDUALISMO

5 de abril de 2020

Precisamos falar do coletivo: muitos ainda não entenderam. Estamos mobilizados pelo pensamento coletivo, pensando no bem de todos e precisando ajudar algumas pessoas que ainda não entenderam a questão da ação no coletivo.

A pandemia só termina se todos se esforçarem juntos. Precisamos muito do isolamento social. É difícil, mas é o único caminho para diminuir o contágio e a gente vencer logo esse vírus, achatando a curva.

Se a avenida Beira-Mar está linda, vazia, convidativa para dar aquela caminhada, fazer uma corrida ou ver o pôr do sol, e se cada um tomar a decisão de ir só dar uma volta ou fazer uma caminhada, acaba o isolamento e o risco é coletivo.

Eu gostaria de ir, mas o senso de coletividade fala mais alto. Mantenho o isolamento social como um pacto com a comunidade.

Quem sai de casa está baseando sua liberdade, sua atitude individualista, no esforço de muitos e gerando, além do risco, injustiça social. Não dá para pensar: Só a minha saída não vai fazer diferença. Vai, sim. Não cabe mais agir no individualismo neste momento.

Contei mais de vinte pessoas caminhando, outras tantas jogando bola, vôlei. O momento pede consciência social, sentimento de coletividade: perceba o momento, oriente-se.

A nós, cabe avisar, denunciar, para mobilizar mudança.
#ficaemcasa

A RESILIÊNCIA

7 de abril de 2020

Fica, fica tudo bem...
 Se puder ficar em casa, fique. Estou mudando minha frase, meu apelo. Muitos não estão e não vão conseguir ficar em casa.

Os últimos dias foram bem pesados, tristes.

Por que esfriou? Por que é dia de lua cheia e isso intensifica as emoções? Ou por que estamos aqui, no dia vinte da quarentena, que simbolicamente significa a metade do tempo de isolamento, mas não temos cenários positivos que indiquem que a vida voltará ao normal no mês que vem?

Tem um fantasma no ar. Quanto tempo será que viveremos assim?

Ninguém sabe ao certo o que virá, e não ter previsibilidade nenhuma gera caos.

A melhor amiga quebrou, teve crise de pânico às 7h, me chamou, desesperada. Os clientes não estão bem, e a equipe está sofrendo com tanto sofrimento. Pessoas precisando sair de casa para caminhar, para aliviar as crises de pânico, e com dificuldade de manter o isolamento.

Pessoas contando sobre as crises de ansiedade em casa me fizeram ver a complexidade do momento. Eu estava ingênua, achando que seria possível, mas não vai dar para manter radicalmente o isolamento. E qual será a consequência disso?

Para piorar o cenário, temos também os negacionistas, pessoas que não acreditam que estamos vivendo uma pandemia. Inacreditável, mas aumenta o número de negacionistas, mesmo diante do crescente número de mortos.

Olho pela janela e vejo pessoas que continuam lá, caminhando em grupos, jogando bola, seguindo, numa perversa tentativa de forçar a volta da normalidade. A polícia chega, interfere, mas somente isso não resolve.

Agora é permitido caminhar, mas sozinho e para manter a saúde emocional. Eu aqui, isolada, vou criando uma rotina e sigo. O que me faz seguir?

No meu mundo interno, escuto o personagem General: "Estamos em guerra. Sigamos". Mas também escuto: "Estamos cansados. Estamos tristes, estamos com medo".

Com direito a todas as vozes, vou criando meu itinerário neste momento. Penso na palavra "resiliência", lembro que me pediram para falar mais sobre ela num evento online.

Resiliência é a capacidade de adaptar-se ao que a vida oferece em forma de problema, superar crises. Segurar a pressão e posicionar-se diante disso de tal forma que seja possível sobreviver emocionalmente.

Adaptação é aquilo que buscamos, mas o caminho para tal, o itinerário, é singular. Uns têm formas já vividas de seguir em frente. Outros estão aprendendo agora. Resiliência são nossas experiências e possibilidades, nossos recursos internos. Estes que, por sua vez, são nossas vozes internas, personagens.

Quem nos acompanha em nossos diálogos internos? Quais vozes internas temos como recursos em momentos de crise e mal-estar? Quem podemos convidar para aliviar momentos de monólogos internos ou tensão interna extrema, quando nos sentimos saturados? O quanto estamos familiarizados com nossos diálogos internos, a ponto de garantir colaboração entre as vozes?

E eu sigo aqui. Dia ruim. Fico escutando a voz da Sabedoria: "Não há problema em vivenciar emoções ruins. Todos temos esse direito. Senti-las, acolhê-las e lembrar que momentos bons vêm e vão. Assim como momentos ruins vêm e vão".

Está bem, eu aceito a minha humanidade. Eu agradeço meus recursos. Olho para o pôr do sol, e ele se repete, lindo; amanhã será outro dia.

APRENDER A VIVER NA PANDEMIA

10 de abril de 2020

Vamos continuar todos em casa?
Fique em casa, se você puder. Em tempos de covid-19, o que mais vemos nas redes sociais são tentativas de criar uma ordem no caos, uma lista de ações para conter a ansiedade, itens para organizar o desconstruído cotidiano atual. Porém, não há modelo, regras, manual de dicas básicas, orientações mínimas sobre algo assim.

Em quais experiências nos baseamos? Os astronautas, em seus isolamentos? O confinamento dos Big Brothers? "Lá não tem filhos", diria uma cliente às voltas, com os filhos pequenos confinados em um apartamento.

O período de quarentena pode desencadear um estado emocional ruim, além do medo de contrair a doença e as perdas financeiras. Ah! O sofrimento emocional... Esse efeito colateral da pandemia que vivemos tem que ser considerado e receber sua atenção, nossa atenção e a atenção da saúde pública.

Em cada lar, um contexto, uma realidade. Alguns estão sós, criando intimidade consigo mesmos, algo que pode ser surpreendentemente belo ou uma angústia infinita, desesperadora. Outros estão convivendo 24 horas por dia em casal ou em família, com filhos pequenos ou filhos grandes, com suas autonomias restritas. Uma oportunidade de reconexão, uma experiência de amor ou estímulo para rupturas, mágoas mais profundas, violências.

Como viveremos esta experiência?

Somos todos tão únicos e singulares vivendo algo nunca antes vivido. Necessitamos compartilhar nossas experiências pessoais de sucesso e insucesso uns com os outros, para juntos ampliarmos ideias e solidariedade. Precisamos ser escutados em nossas singularidades, em nossas emoções tão íntimas e guardadas. Neste momento em que todos sofrem, muitas vezes não nos permitimos expressá-las.

A dor do outro também é nossa. Aliás, às vezes, a dor do outro é maior que a nossa, então guardamos nossos sentimentos até ele voltar em formas disfarçadas.

Que angústia este tempo. Até quando? Não sabemos.

Isolamento não é o forte dos seres humanos. Somos seres sociais. Nosso nível de desenvolvimento só se deu porque sempre nos unimos em tribos para vencer os grandes desafios.

Com o isolamento social, as boas conversas presenciais ficam impedidas. As conversas íntimas com familiares podem ser insuficientes para acalmar a inundação de emoções, os diálogos internos podem ficar saturados e gerar um agravante: o isolamento emocional.

Precisamos proteger a nossa saúde mental. Muitas pessoas estão adoecendo. Nesse sentido, alguns questionamentos são necessários:

- Você conhece o seu self, os seus personagens internos?
- O quanto o personagem Medo está presente nos seus pensamentos, decisões e ações, neste momento de incertezas?
- Você está com atenção focada nas menores mudanças do seu corpo, tem medo das pessoas ou de sair de casa, não conseguindo fazer suas atividades?

O medo de ficar doente é um obstáculo à própria saúde mental, sabota a nossa resiliência e criatividade, faz a gente perder a conexão com a realidade, gerando confusão e mal-estar físico e mental. A preocupação excessiva nos desprotege, e o medo aparece.

Você tem com quem refletir sobre esses gatilhos?

As terapias na modalidade online aparecem como uma resposta a essa necessidade em tempo de pandemia. Têm escuta e reflexão qualificadas. Têm o tempo precioso que terapeuta e paciente, juntos, dedicam a buscar novos caminhos, recursos e possibilidades para que o isolamento social não se instale, para que o medo não invada e tome o protagonismo da vida e dos relacionamentos.

Estando emocionalmente bem, ou o melhor possível dentro desse caos, consequentemente, todas as suas relações se beneficiarão.

Não abra mão de investir em sua saúde mental. Ela tem um papel fundamental na manutenção da sua saúde física.

FELIZ PÁSCOA
12 de abril de 2020

A Páscoa será no próximo domingo, mas estamos em distanciamento social, isolados em quarentena.

Verei meus filhos no hall do elevador, com máscaras e sem contato; não entrarão na minha casa. Vou colocar duas mesinhas, almofadas e enfeitar com ovos o hall.

Que situação… bizarra. Mas será o melhor que podemos!

Como você vai construir a sua "Feliz Páscoa" do seu jeito, do jeito possível para este momento?

Posso fazer um pedido? Não fique triste se você está só ou não vai poder ser como sempre foi, antes de pensar nas possibilidades. Se nenhuma ideia alternativa vier, ok; você tem o direito de sentir o impacto do isolamento e entristecer-se.

Vamos pensar juntos em algumas ideias?

- Pode ser online, com toda a família na tela.
- Pode presentear com ovos de Páscoa, mas a uma distância física segura, encontrando um a um.
- Pode ser em outra data. Quem sabe, você adia, marca para julho e transforma os ovos em um fondue. Quem sabe, até lá, já possamos recuperar as comemorações perdidas.
- Ou, ainda, pode ocupar-se de outras coisas nesta data, não leva tanto em consideração as propagandas, porque, afinal, você nem é tão cristão assim.

Alguma outra ideia?

Se nenhuma dessas ideias serviu, ou não surgiu outra, vai, chore um pouquinho, afinal, não está fácil mesmo. Permitir-se ser vulnerável exige coragem.

Então, tenha empatia com a sua própria dor. Tenha orgulho da pessoa em que você está se transformando ao viver tantas emoções difíceis neste tempo de pandemia.

Transformação, mudança. Esse é o sentido da Páscoa.

Feliz Páscoa interna!

O MEDO
20 de abril de 2020

Ele apareceu à noite. Nas madrugadas, todos os nossos barulhos tendem a criar formas: o que não foi falado grita, o que fingimos não ver diz: "Oi, estou aqui!".

Ele colocou algo em volta do meu abdômen, apertou forte e puxou. Acordei com um sobressalto e só via o escuro, o nada, minha respiração alterada. Logo, o pior cenário se instala: vazio, interrupção de tudo o que amo na vida, ausência de sentido.

Tento puxar a respiração e não consigo. Fecho os olhos e respiro fundo, percebo onde estou. Respiro de novo e vou reconhecendo aos poucos essa sensação. Percebo sua presença. É ele, meu personagem interno: o Medo.

Poxa! Podia ter pedido espaço mais gentilmente, sem tanto estardalhaço, penso, já respirando um pouco mais aliviada. Mas tem coerência. Não tive tempo nem qualidade para conversar com ele nos últimos dias, então ele chegou gritando assim.

Só estou cuidando do medo dos outros, o dia todo, de domingo a domingo, trabalhando tanto. Estou cansada.

Esse é o *meu* medo. Eu o conheço bem e tenho gratidão pelo seu papel de protetor. Mas, quando não é escutado, torna-se autoritário, trágico, carente de atenção, demandante de ser acalmado com bons argumentos.

Sentei para escutá-lo às 4h e ouvi a lista de riscos, elementos criadores desse pior cenário de escuridão. Chamei outras vozes internas para dialogar com ele no meu self: a Vulnerabilidade e a Coragem, que estão sempre junto do Medo, o Acolhimento, a Reflexão, a Gentileza, a Esperança. E seguimos, entre lágrimas, em diálogos internos.

A cada risco levantado, escutava com qualidade e refletia sobre possibilidades alternativas que poderia fazer ou até que já estava fazendo. A cada aflição, acolhia e mostrava pontos despercebidos de possibilidades que aumentavam minha fé e tranquilidade.

Diante do cenário de imprevisibilidade que estamos vivendo, conversamos sobre as dores das pessoas e como criar mecanismos online para continuar ajudando. Sim, vamos inventar palestras online, grupos, usar os recursos que temos para atingir mais e mais pessoas.

Lembramos os números de mortes, as famílias que não podiam estar com seus familiares internados, sem poder velar seus mortos. Sim, está muito difícil.

Mas também reforçamos a esperança em um mundo pós-pandemia mais solidário, menos individualista. Ideias novas, lembranças, pontinhos de luz foram recompondo aquele cenário inicial vazio em futuros possíveis mais úteis, embalado na tão necessária ilusão de seguir adiante.

O medo assusta; a ilusão e a esperança do que virá acalmam. E assim fomos seguindo na imaginação. Ele, o Medo, se tranquilizou e me devolveu o sono interrompido.

Esse é o meu medo, esse é o pior cenário que ele me apresenta neste contexto da pandemia. E apresentei, resumidamente, um (o meu) itinerário de lidar com ele e transformar cenários internos.

E com você? Como o seu medo se apresenta?

Ele chega assim, interrompendo a madrugada, ou o acompanha durante todo o dia? Ele rouba a paz, a criatividade, a produtividade, sua percepção de desempenho, ou vem disfarçado de procrastinação?

Ah! O medo pode roubar sonhos, vida, projetos de bem-estar e criar caminhos para autorrealização.

Se você tem muito medo de ficar doente, essa tensão pode baixar a imunidade e gerar adoecimento. Se tem muito medo de fracassar ou perder algo, a tensão gerada pode prejudicar o discernimento da atitude correta e consequentemente seu desempenho.

Você aceita o convite de criar intimidade com o seu medo? Reconheça-o como uma voz interna sua, um personagem interno.

Perceba qual o pior cenário que ele apresenta e suas consequências mais desastrosas. Invista em conversas internas para um enfrentamento gentil do medo, que ajude a dissolver a tensão gerada por ele, questionando e refazendo esse cenário negativo, colocando aspectos positivos reais e de possibilidades futuras.

Cada um é único e singular. Não tem como o personagem Medo não ser acionado neste momento. Cada um carrega para dentro dessa crise da pandemia sua história pessoal, seus recursos, sua resiliência, assim como suas dívidas consigo mesmo, pendências, lentidão e velhos medos que, agora, insistem em aumentar seus volumes internos.

Neste momento, temos pouco poder no mundo externo. Então, o convite é olhar para o mundo interno, suas vozes, seus pensamentos em diálogos, suas emoções.

Mantenha seu medo como coadjuvante. Chame para o protagonismo deste momento já tão difícil vozes que sejam acolhedoras com você.

O mundo novo vai precisar muito de cada um de nós. Por isso, cuide primeiro de si mesmo, depois do outro. Se correr, o bicho pega; se ficar, o bicho come. Mas, se enfrentar, o bicho some.

RECEBI FLORES
29 de abril de 2020

E se, no meio de toda esta crise, com tanto sofrimento físico, emocional, social, financeiro em volta de nós e um desgoverno gerando desesperança, alguém lhe entregasse flores?

Tinha feito uma palestra para uma empresa online e, em agradecimento, a equipe de funcionários me mandou flores.

Primeiro, a gente não acredita, estranha a mensagem da portaria. Depois, vem o pânico de pensar: *Como vou receber essas flores sem me contaminar? E o contato com o entregador? Não quero correr riscos. Irei pela escada, sete andares.*

Aqui onde vivo, todos estão evitando usar os elevadores. Um vizinho foi levado em estado grave pelo Serviço de Atendimento Móvel de Urgência (SAMU), no início da semana, e no prédio estamos todos apavorados. Não sabemos ao certo se o que estamos fazendo de medidas de descontaminação é suficiente. Ninguém ainda sabe. Na dúvida, vamos exagerar: contato zero com o risco.

Mas e as flores? Ter medo de receber flores é meio insano, mas essa é a realidade do momento.

Respiro e faço uma pausa, visto uma roupa que vai precisar ser separada e lavada imediatamente na volta, máscara, luva, e desço as escadas, sem tocar no corrimão. Mal respiro.

Desço e recebo. Fico emocionada e agradeço. Que presente lindo.

Sinto que sou merecedora. Sinto gratidão do universo por todo o meu esforço. Escuto: "Está tudo certo". E seguimos, pois tem muito a ser feito.

Gratidão!

DIA DAS MÃES
10 de maio de 2020

A todas as mães, meu afeto: mãe de humanos; mãe de sobrinhos, afilhados, primos, estudantes, funcionários; mãe de pets; mãe das mães; mãe do filho que ainda não chegou.

Peço à mãe maior, à mãe Terra, que nos proteja neste momento de fragilidade humana. Mas minha emoção e solidariedade maior se dirigem a todas as 10.697 mães, conforme dados deste dia, 10 de maio de 2020, que perderam seus filhos para a covid-19.

É muita gente morrendo; vamos furar a bolha do individualismo. Por mais empatia a realidades diferentes da nossa.

Hoje o dia será mais triste. Sinto saudade e pesar por não estar com minha mãe, mas é para o bem dela e nosso que não nos veremos. Mando um beijo virtual para ela, que mora em outra cidade.

Minha gratidão aos meus filhos, que me ensinam tanto nesta dança de ser mãe de homens adultos. Sinto orgulho de suas atitudes e seus posicionamentos, agora na pandemia e sempre. Amo vocês.

Não somos nada diante deste inimigo.

DESCONSTRUINDO O DIA DAS MÃES

12 de maio de 2020

Impossível encaixar-se neste estereótipo da mãe do Dia das Mães.

Quem é essa mãe que se encaixa no "padecer no paraíso", "doar sem ter pra dar", "abdicar de seus planos", "amar sem condicionar nada"? Quem é essa mulher que não se queixa de cansaço, exaustão, depressão e ainda consegue sorrir na foto?

"Nasceu para ser mãe." E o que ela vai fazer para ter a própria vida?

"Os filhos vêm em primeiro lugar." Em que ordem de cuidado ela fica?

O que é o Dia das Mães senão uma data comercial, uma prerrogativa do nosso sistema capitalista patriarcal e machista? Colocam a mulher nesse papel de sobrecarga, vendem e submetem as mulheres a uma caixa.

Toda irrealidade vendida como possibilidade causa danos; toda manipulação tem uma intenção política. E assim seguem as mulheres mães, nutrindo-se de culpa, sentindo-se imperfeitas. Tão fácil manipular através do medo e da culpa.

Cenário pós-Dia das Mães na pandemia

Escutei muitas falas de dor, restos de mal-estar, sentimentos confusos, tristeza. Muitas mães suficientemente boas não se valorizando. Muitas mães que perderam filhos ou que ainda não conseguiram ter e se sentiam incompletas.

Muitos filhos e filhas sem mãe não têm onde ancorar a sua dor no meio da comemoração. E os filhos de mães tóxicas, violentas e abandonadoras, oriundas de cenários emocionais igualmente frágeis, o que fazem no Dia das Mães? Presenteiam, agradecem, retomam contato, negam suas dores?

E as mães tóxicas que ainda não se deram conta do estrago relacional e esperam, cobram e celebram esses dias, salpicando gotas de culpa em vez de reparação?

A propaganda induz a dores neste dia, justamente a nós, já fragilizados pela pandemia.

A realidade é que não existe a mãe da propaganda. Existe somente a mãe possível, que cada uma de nós pode ser. Cabe a mim, a você, a cada uma mudar essa realidade.

Dia das mães ou das mulheres é todo dia.

DISTANCIAMENTO RADICAL
20 de maio de 2020

Hoje saí. Foi uma saída rápida e objetiva para abastecer compras de supermercado. Segunda saída em sessenta dias de distanciamento social.

Eu posso trabalhar de casa. Faço esse esforço, por consciência, gratidão e reconhecimento de quem não pode ficar em casa.

Foram rápidos quinze minutos de saída para fazer compras, e duas horas para organizar a limpeza de tudo. Ufa! Trabalheira. Tudo o que vem da rua pode estar contaminado.

Não sabemos bem ao certo se é efetivo o que estamos fazendo, mas, enquanto isso, é melhor prevenir: lavar sacolas de supermercado, álcool por tudo, luvas e máscaras descartáveis.

Vale a pena estocar álcool que está acabando? Estocar pode levar à escassez; ficar sem álcool pode ser fatal. Assim, seguimos nesta loucura, e aqui estou, passando álcool nas frutas.

Outra forma de solidariedade que está sendo divulgada e à qual aderi é apoiar os pequenos e médios negócios do nosso entorno. Tropicana — aonde fui — é um mercado da vizinhança, pequeno, bem-abastecido e bem-cuidado, sem falar que oferece o melhor churrasco da cidade. Meu carinho a toda a equipe de lá.

Saudades de todos da equipe da ONG ASSIM, que íamos lá todo dia.

Passo a pé pelo posto de gasolina em que abastecia quase semanalmente e o percebo vazio. Irão sobreviver? Tem pouco carro circulando. Quantos não sobreviverão! Faz um mês que nem ligava o meu carro, a bateria apagou.

A situação está atingindo todos. Precisamos sair desta juntos. Não dá para tomar atitudes egoístas ou tirar vantagens comerciais neste momento que está tão difícil para a maioria.

Não paro de pensar na expressão do único frentista do posto, sentado, com o olhar distante, enquanto acabo de lavar as sacolas do supermercado. Lavar sacola... Que mundo é este?

Missão cumprida, casa abastecida.

De volta ao isolamento.

ALIMENTAÇÃO EMOCIONAL

22 de maio de 2020

Uma das lembranças boas da infância era tirar o miolo da ponta da baguete, encher de açúcar branco e saborear como um sorvete. Nessa mistura de afetos, experiências e alimentação, o doce sempre esteve ali como um presente, uma recompensa na minha trajetória — pelo menos, eu o considerava assim.

Cada qual viveu sua história e seus significados. Cada um guarda em si retratos, memórias, tradições e signos que transformam o ato de alimentar-se em uma coordenação complexa, íntima e singular.

Dificilmente comemos para nutrir o corpo em suas necessidades e só; buscamos nutrir também emoções. Buscamos manter nossos padrões e identidades historicamente construídas.

Quilos a mais, quilos a menos... Não podemos fazer coro às vozes da ditadura do corpo perfeito. Interessa a quem essa verdade cultural tão propagada? Longe de um padrão medido por uma tabela que não inclui singularidades, o seu peso ideal, o seu corpo ideal, os seus contornos ideais precisam ser ditados por você.

Compartilho aqui como reconstruí a minha relação com o meu vício alimentar: ao longo dos últimos vinte anos, acumulei cerca de vinte quilos a mais.

"Ah! Isso é normal!"

"Todos ganham peso na maturidade!"

"Difícil perder peso depois de certa idade!"

Essas falas não faziam sentido para mim; eu não me reconhecia em meu contorno de então. Eu queria entender melhor a minha forma de alimentar-me. Tinha algo que me intrigava e fui atrás de mim.

O que fez sentido para mim: autoconhecimento. O conhecimento, aliás, é a comunidade em que sustento minhas identidades.

Eu costumava comer na correria, na rua, sem muita consciência e qualidade, e sabia que precisava mudar, mas não sabia por onde começar. Iniciei pelas compras de produtos de melhor qualidade, quando possível, orgânicos; meu primeiro autocuidado, mas não sabia e não gostava de cozinhar.

Minha cozinha não me convidava a estar nela. Era o último cômodo do apartamento, virada de costas para tudo. Arrisquei uma reforma sem muito saber se ajudaria a mudar meus hábitos ou se ficaria de enfeite; ajudou.

Cozinhar de frente para a sala, olhando o mar ou o pôr do sol, é sempre muito prazeroso. Fiz curso de culinária, que mexeu por dentro, revirou crenças e reforçou o autoamor por meio da nutrição.

Comecei a frequentar mensalmente uma nutricionista, buscando conhecimento. Esse hábito me manteve comprometida comigo, com o meu propósito, o conhecimento do meu funcionamento metabólico e do que o meu corpo precisava, além do conhecimento prático de produtos, ingredientes, receitas, suplementos, atividade física.

Essas pecinhas foram montando um quebra-cabeça que até então estava abandonado. Meu olhar estava profundamente atento a mim, aos meus sentimentos e vontades, meus progressos em relação ao tema "alimentar-se bem e consciente"... Mas o doce era a minha armadilha.

É difícil de abrir mão, pois tinha um apelo forte de recompensa, satisfação alta e uma história presente em toda a vida. Meu significado mais útil, até então, era que me recompensava pelo excesso de trabalho, pelo cansaço: quando estava cansada, eu comia alguma coisa doce em vez de ir descansar.

Tentei descansar mais, trabalhar menos, mas não é simples assim, porque envolve outra rede complexa, ou seja, a satisfação que tenho no trabalho. Trabalhar, para mim, é dignificante. Então, comer um docinho — muitos docinhos — para recompensar o excesso de trabalho era internamente muito bem tolerado, em meus acordos e diálogos internos.

Tinha coerências antagônicas, e a compreensão não era suficiente para desestabilizar a matriz que gerou o significado dos excessos de doces. Em outras palavras, entendia, mas nada mudava.

Um dia, em aula, comentei com uma estudante sobre o meu prazer com os doces, como era meu mecanismo de compensação para o cansaço. Ao expressar o comentário, utilizei, sem querer, a palavra "vício" em vez de "recompensa". E, ao escutar-me, abri outro itinerário interno, outro significado e compreensão, outra paisagem interna.

Ah! A linguagem não é inocente. As palavras têm poder! A linguagem nos prende, nos limita, mas também nos liberta. Existimos no limite da nossa linguagem!

Contei para mim mesma que usava o açúcar como vício para sustentar minha rotina de vida. Sim, um vício. Tão sério como o alcoolismo, vindo do mesmo lugar: da cana-de-açúcar. Essa linguagem mudou tudo.

"Ter sobrecarga de trabalho é dignificante; ter um vício é desonroso", falou meu General interno.

Concordei e senti a força da mudança de significado interno em mim. E assim mudou minha relação com o doce. Agora poderia saboreá-lo com moderação, pelo prazer e não pelo excesso do vício.

Mudou tudo. Minha alimentação, minha forma de descansar, meu peso, meu corpo, sem fórmula mágica, com novos significados internos. Lógico que às vezes me perco, mas sempre volto para o cerne. E, com todo o estresse e a incerteza que estamos vivendo, a ansiedade pede compensações. O problema não é compensar às vezes, mas viver equilibrando na compensação, deixar virar um padrão.

E isso nos leva a outro ponto, nem sempre óbvio: a importância da comunidade. Nossos diálogos internos saturam se não temos com quem trocar. Algumas vezes, só precisamos de alguém que nos escute para podermos escutar a nós mesmos.

Precisamos de pessoas para conversar que validem nossas identidades, construindo juntos novas verdades mais úteis. Não conseguiremos implementar mudanças significativas em nossas vidas se o contexto em que vivemos não suplementar nossas ações.

Eu agradeço a todos que fizeram parte dessa reconstrução de mim. E você? Falar de mim, sobre esse tema, chega até aí? Qual a sua relação com a alimentação?

Se tem algo que o incomoda ao se alimentar, busque suas histórias. Busque o seu conhecimento sobre si próprio. Essa é uma jornada bem pessoal para transformar, dissolver ou reconstruir uma coordenação entre o alimento e os afetos que o envolvem.

Não existe um caminho certo a seguir, tampouco generalizações, porque somos únicos. Posso falar de um caminho — o meu caminho. E minha intenção é somente inspirar você a procurar o seu. O final de cada episódio de superação vale todo o processo de buscar a si mesmo.

A MORTE
23 de maio de 2020

Vinte e três de maio de 2020: 23.473 mortes contabilizadas.

Um número, uma marca, um horror. Aliás, não são números; são vidas. Têm nomes, têm o amor de alguém. É filha, filho, pai, mãe de alguém.

Mas onde está a comoção do luto? E, se fossem 117 quedas de avião, não haveria espanto?

Todos perdemos algo. Todos perdemos tanto. Hoje, perdi uma pessoa próxima. Perdemos nossas vidas, nossas rotinas, nosso mundo de antes.

Como permitir o meu luto se ao meu lado todos sofrem suas perdas? Além de tudo, presenciamos descaso, deboche, desprezo. Um país desamparado, um povo em desespero. Como ficaremos?

Ah! As dores emocionais, as dores do luto, efeito colateral da pandemia que vai durar muito.

Que mundo teremos depois? Como podemos nos apoiar? Como se despedir de quem se foi sem despedidas?

Por uns minutos, quero permitir a minha dor. Quero criar aqui um mínimo de contexto para honrar legados, honrar sofrimentos. Aqueles que não estão mais lá podem ter nos deixado heranças, lembranças, podem ter deixado memórias para nos conectarmos a eles.

Como manter vivo em nós quem se foi? Os relacionamentos íntimos não morrem, são internalizados e eternizados no nosso self. Nele, podemos dizer "olá" novamente em vez de "adeus" a quem perdemos e, dessa forma, criar no íntimo do nosso mundo interno novos diálogos com quem se foi.

No privado dos nossos diálogos, podemos convidar esses entes queridos para pertencer à nossa comunidade interna de personagens que nos acompanham, buscarmos juntos pelas nossas histórias vividas, nos reconectarmos para sempre no que for possível.

Ah! Mas dói. Dói muito. A dor da perda, a dor do absurdo, a dor do descaso. Por uns minutos, vou permanecer acolhendo a minha dor.

A ESPERANÇA

24 de maio de 2020

"*E daí?
O que eu posso fazer?
Não sou coveiro!*"

Não merecíamos escutar barbaridades como essa vindas do governo. Como assim, não sabe? Cadê a liderança?

Tem muito a ser feito. Se não vem do governo, vai ter que ser de cada um de nós.

Vamos acreditar que nós podemos fazer muito. Se não há ação de cima para baixo, vamos mudar essa realidade. Cuidar de si, cuidar do outro, do ambiente. Somos todos um.

Ou saímos todos juntos, ou não saímos desta. Cada vida importa: vida dos negros, dos idosos, dos mais vulneráveis.

O oxigênio é um direito de todos. Para que serve o dinheiro no lugar onde chegou a morte? Essencial é investir em conhecimento e saúde preventivamente para todos, que todos possam ter voz. Essencial é olhar para os invisíveis, os desprezados na desigualdade.

O QUE IMPORTA?

Usamos muitas distrações para não entrarmos em contato com nossas verdadeiras necessidades. Afinal, o que é suficiente, o que é essencial para você?

A QUEM INTERESSA?

Precisa ter sentido para você. Não pertença a um mundo social manipulado. Vai depender de você, de mim, de nós.

Pela primeira vez em muito tempo, somos um mundo em solidariedade, em colaboração.

Esta é a *indignação*!

Esta é a *esperança*!

MONTAGEM DE DOMINGO

7 de junho de 2020

Bom dia, bom domingo.

Estou tentando… Sol na cara e no coração, para aquecer bons sentimentos e ideias em um tempo ruim, que vem piorando muito.

A pandemia de covid-19 já matou 36.044 pessoas até agora. A violência contra a mulher aumentou 40%. Também aumentou a violência contra os negros: o racismo está escancarado.

A polícia está descontrolada. Os privilégios — os meus, os seus, de branco — estão desmascarados.

Crianças e jovens jogados no chão. Os amigos da festa privada são violentos com a vizinha médica que pedia respeito e sossego.

Festa em plena pandemia?

Cadê o governo? Cadê a compaixão? Cadê os números?

O desgoverno está descarado, escancarado, totalmente descontrolado, desmascarado. Ontem, 6 de junho de 2020, o governo deixou de informar o número diário de mortos. O que é isso? Questiona a ciência, ridiculariza os cientistas, a OMS.

A mídia se organiza para buscar os dados e não faltar informação ao povo. Não dá para acreditar nos absurdos. Vidas humanas importam!

Sou feminista! Sou antirracista! Sou antifascista!

Eu me monto para tirar uma foto, tentando sorrir e postar. E o sorriso para a foto é elogiado, mas nada muda; não estou feliz.

Todos nós performamos com nossos personagens internos e criamos nossas possibilidades, itinerários e novos humores. Agora, começo a rir de mim. Afinal, estou triste ou achando graça da minha doce farsa?

Os dois. Somos muitos em nós. E celebro a minha polifonia, minha capacidade de rir de mim, num cenário desastroso de pandemia.

Como diz Rita von Hunty: "Engana-se quem não percebe que também está montado, que não é uma performance tragicômica de si próprio, mas, acima de tudo, engana-se em dobro quem não celebra a montagem cotidiana".

REFLEXOS E REFLEXÕES
10 de junho de 2020

Recordações, retratos do mal em si.
Melhor é deixar pra trás.

Embora tenham sido escritos na década de 1970, os versos da canção "Não Chore Mais",[2] de Gilberto Gil, parecem pintar um retrato dos tempos atuais. Mas, por favor, não deixe para trás — ao menos, não ainda, antes de lidar com que está sentindo.

Não deixe de olhar os reflexos da pandemia, os tais "retratos do mal". Sobre o que está refletindo? O que incomoda e assusta? Onde você se sente diferente? Quais os recursos que você tem disponível para lidar com essas questões?

Tem alguma novidade surgindo nos seus hábitos, pensamentos? O que está causando surpresa em você, sobre você? Já consegue pensar sobre o que você quer, ou vai manter depois da pandemia?

Em momentos ruins e bons, me surpreendo ao ver quem é esta nova personagem que está surgindo. Como vou sair disso tudo? Estarei pronta, se a pandemia acabar em julho?

A novidade é o tanto que escrevo. Escrever é conversar comigo, um processo que veio da solidão e me amparou. Aliás, escrever tem sido um novo prazer, algo que na antiga rotina não cabia. É um compromisso de seguir adiante, traz sentido. É prazer em trocar, é estar junto em diálogos pela imaginação.

E você? O que tem aparecido de novo? Você tem com quem se manter em diálogo sobre todas essas mudanças no mundo e no seu mundo interno?

---

2 Versão de "No Woman, No Cry", do cantor jamaicano Bob Marley.

Mantenha-se junto em conversas, mesmo que seja só online. Manter o bem-estar é essencial. Amigos são importantes, diálogos são importantes. Somos seres relacionais que adoecemos se nos isolamos. Mas, neste momento, a ordem natural inverteu. Se não nos isolamos, adoecemos. Então é preciso ser pelas telas mesmo.

Está muito difícil? Quem sabe a terapia seja importante agora?

Não podemos deixar chegar o isolamento emocional. Eu e a ONG ASSIM oferecemos esses espaços, tanto em grupo como individual, gratuitamente ou a preço social. Não sofra sozinho!

DIA DO IDOSO
15 de junho de 2020

Os idosos estão sendo deixados em segundo lugar para tratamento de covid-19, pois as equipes médicas têm dado prioridade aos mais novos. Essa notícia, essa dura realidade, me doeu profundamente.

Eu entendo o colapso do sistema de saúde: não tem como atender todos. Muitos vão morrer por falta de leitos nas Unidades de Terapia Intensiva (UTIs), por falta de profissionais de saúde. Não temos remédios eficazes, comprovados cientificamente. Está caótico.

Ninguém quer ver seu parente idoso sem o direito de receber um atendimento digno. Mas, se pensarmos bem, não é tão diferente assim fora da pandemia: o idoso não tem o devido respeito. Entre as muitas pautas sociais nas quais precisamos nos engajar e fazer algo de fato para mobilizar mudança de pensamento e atitude, essa é uma delas.

Pensar um lugar de valor dos idosos em nossa cultura é urgente. Negar essa realidade serve à cultura da produtividade capitalista, somente. Afinal, será que somente temos valor quando produzimos algo? Essa causa é de todos.

Qual o papel do idoso na sua família?

Envelhecer é um privilégio. Viver todas as etapas da vida com dignidade é um direito; muitos não chegarão lá. Prepare-se para essa fase. Se nada mudar, você vai envelhecer e sofrer o mesmo preconceito. Sem ilusões!

Acorde para essa violência. Ajude a desconstruir esse absurdo cultural, honrando quem já chegou lá. Como diria minha mãe de noventa anos: para lá, todos vamos!

DESEJOS
16 de junho de 2020

O pôr do sol nunca é igual, nunca é no mesmo lugar, ou na mesma hora. Assim como cada um de nós, que a cada dia somos diferentes, em eterna mudança, em eterno tornar-se.

Com certeza, o sol vai voltar amanhã. Com certeza, dias melhores virão pela frente. Este é meu mantra: dias melhores virão! Só desejaria menos sofrimento físico e emocional para as pessoas atravessarem este momento.

Estamos em um pico da pandemia. Sigo na linha de frente, como terapeuta, e solidária à comunidade e às dores emocionais. São tantas dores que tenho acompanhado durante todo esse tempo... a dor da perda, a dor da doença, do medo, da solidão, do desespero, deixando marcas no corpo e na emocionalidade.

Mas uma nova dor dilacerante vem aparecendo: a do arrependimento, da culpa de ter contaminado alguém e causado sua morte.

Não tem como voltar no tempo. Se não teve como não se contagiar, sempre vai haver o "se" de alguma atitude de cuidado, ou de afastamento, que poderia ter sido feita e não foi. Às vezes, nem sabemos como foi, e a culpa corrói por dentro. Não desejo essa dor para ninguém.

Cuidem-se ao máximo, para não viverem esse arrependimento. Tantas dores...

O denominador comum desta pandemia é que compartilhamos a mesma vulnerabilidade: todos podemos morrer. E, para proteger-nos, precisamos uns dos outros. Podemos passar pela pandemia com maior ou menor sofrimento emocional.

Desejo muito que ninguém sofra sozinho. Busque pessoas, amigos, família; busque ajuda terapêutica.

Muitos ainda não buscaram a terapia online, único recurso terapêutico seguro neste momento de distanciamento social. Experimente aliviar suas dores!

ANIVERSÁRIO DA MÃE

*Texto original de 27 de junho de 2019,
readaptado em 27 de junho de 2020*

Hoje é o aniversário da minha mãe.

Faz quatro meses que não a vejo; só nos falamos por telefone ou videochamada. Eu gostaria de estar com ela, mas, por amor, não posso ir.

Pensei em dar de presente para ela a republicação do que escrevi no ano passado, na comemoração dos seus 90 anos. Este ano, ela completa 91.

Quero contar novamente a sua história, que honro tanto e me inspira mais do que posso me dar conta.

Mãe, saudade! Amo você!

***

Celi está fazendo noventa anos.

Quase um século vivido e experimentado de perto, com todas as revoluções culturais e sociais desses tempos. Nasceu com uma inquietude de "sempre quero mais"; alfabetizou-se antes do esperado e tinha sede por alcançar todo o conhecimento disponível.

Sua sensibilidade e seu gosto musical pelo piano, sua paixão pelos estudos, pela literatura, sua condição familiar, social e cultural... tudo influenciou para que deixasse cedo sua cidade natal, Itajaí, em busca de continuar os estudos. Ela queria um mundo maior para si e assim foi.

Não cedeu aos limites da condição de mulher da época. Era boa, senão a melhor em tudo, desde o boletim repleto de notas dez até o campeonato de tênis de campo — no qual se sagrou campeã.

Ao voltar do internato na capital, foi uma das primeiras mulheres da cidade a exercer um trabalho, sempre monitorada de perto por seu pai, muito amado, um alemão com sensibilidades especiais.

Queria o conhecimento, queria a liberdade e a autonomia financeira, e assim viveu até se apaixonar e ceder aos costumes de uma sociedade machista da década de 1950. Para noivar, foi imposta a condição de que deixasse o trabalho no Banco Nacional do Comércio.

Ela também queria o amor, o casamento e a família. Ela queria tudo.

Casou com o grande amor da sua vida — um bom partido, como se dizia na época. Seus olhos verdes enigmáticos e sua grande responsabilidade perante sua família a encantaram.

Com ele, teve cinco filhos para criar e uma casa grande para administrar. Equilibrou-se para junto dar conta da grave cardiopatia que atingiu seu marido durante quase vinte anos, levando-o desta vida quando ela tinha 56 anos.

Mesmo com essa vida de sobrecarga, sustos, risco de morte do marido e correria, não se esqueceu de si, de suas vontades, de seus talentos. Dizia: "Descansar é mudar de atividade".

Dedicada e talentosa com as artes manuais, corte, costura e tricô, vestia as quatro filhas com suas produções. Aos poucos, passou a aceitar encomendas de tricô na máquina e a ter sua própria liberdade financeira. A casa tinha um movimento extra de suas clientes e o barulho do rec-rec inconfundível da máquina de tricô, para lá e para cá.

Celi costumava tocar seu piano estimado após o almoço. Até hoje, sinto nostalgia ao som de "Branca". Voltou a estudar e fez o supletivo para completar o segundo grau; tirou o primeiro lugar no estado. Como sempre, dedicava-se inteiramente ao que fazia.

Passou no vestibular, mas não seguiu. Por crenças sociais, pelo marido, por falta de apoio? Não sei. Mas sei que apoiava os filhos e mantinha sempre a casa cheia de amigos deles. Mesa de pingue-pongue e bolinho de banana mantinham a turma animada.

Nos primeiros verões, a família veraneava em casas de temporada, até adquirir o apartamento de Balneário Camboriú, que era um sonho de Celi.

As necessidades da doença do marido a fizeram entrar na autoescola e aprender a dirigir com quase cinquenta anos, o que trouxe autonomia e liberdade e a ajudou a construir a segunda etapa da sua vida: 56 anos e viúva.

Viúva, mas com quase todos os filhos criados, casados ou encaminhados. Tinha somente um caminho: viver. Mas viver bem. Viver o que não tinha vivido ainda.

Com conhecimento, liberdade e autonomia financeira, foi experimentar a vida. Morou em Itajaí, depois em Blumenau por bons anos, onde fez muitas amigas, e por fim escolheu fixar residência em Balneário Camboriú — o que a deixou mais longe dos filhos, mas com total liberdade.

Com seu carro, seu grande companheiro, foi aonde quis. Abriu mão do fogão, dos almoços diários. Comia em restaurantes a quilo, usufruía dos pratos congelados, que à época eram uma novidade.

Foi uma das pioneiras nas redes sociais, no uso da internet, jogos... Por ali, se atualizava com a família.

Montou uma confecção de enxoval para bebês e artesanatos patchwork para mesa e cozinha com motivos variados e temáticos. A máquina de tricô ficou de lado, dando espaço para a máquina de costura. Trabalhou muito, vendeu muito, teve muito sucesso, reconhecimento e retorno financeiro.

Em sua segunda vida, em Balneário Camboriú, pertencia a vários grupos, de presidente da rede feminina, ao grupo da Associação de Pais e Amigos dos Excepcionais (APAE), Oficina de Arte (Ofiarte), em voluntariado dedicado a pessoas em situação de vulnerabilidade. Também gostava muito do seu grupo da canastra e da seresta.

Apesar de todas essas atividades, nunca faltou socorro aos filhos. Nas muitas dificuldades, nos nascimentos dos netos e nas doenças, era a primeira a chegar para cuidar, assim como nos nossos êxitos pessoais e profissionais; sempre esteve presente.

No entanto, sua vida era mesmo em Balneário Camboriú.

Sua festa de 70 anos foi para as setenta amigas íntimas: uma grande rede de amigas. Também foi linda sua festa de 80 anos. Mas a vida cumpre seu trajeto para todos. E, nesses anos de Balneário Camboriú, foi despedindo-se de todos os seus irmãos e de muitas amigas queridas. Sua grande rede foi diminuindo naturalmente.

Com sua simpatia, inteligência e mente atualizada, foi fazendo amigas mais jovens, amizade com os amigos dos filhos e com a vizinhança do prédio, que sempre a trataram com afeto e a socorreram em adversidades.

Seu aniversário de 88 anos foi diferente: não teve festa. Estava internada com fratura de fêmur, por causa de uma queda em casa. Surpreendentemente, passou pela cirurgia e pela complicada recuperação.

Não perdeu a vida, mas perdeu a liberdade e a autonomia, pilares da sua estrutura emocional. Perdeu a possibilidade de morar sozinha na sua casa, como bem gostava. Esses dias, falou que não viu o envelhecimento chegar. Quando a vida está boa, o tempo passa muito rápido mesmo.

Que difícil este tempo agora, mãe. Para você, para mim, para todos. É difícil vê-la sem sua força, sua base de liberdade e autonomia.

Restou sua ousadia, que hoje virou teimosia. Restaram suas queixas, sua insatisfação, suas faltas, seu constante pesar, que são suas saudades de tudo de bom que viveu na segunda etapa da vida.

Não podemos lhe dar o que precisa, porque a vida passou. Mas olha só para sua trajetória. Quanta experiência vivida em uma só vida! Quanto a agradecer a oportunidade de viver e envelhecer, que tantos não puderam. Quantas histórias para contar e deixar de legado.

Abra mão do que não volta mais e viva o momento presente do seu matriarcado, ensinando-nos a lidar com a finitude com gratidão e leveza na alma.

Por favor.

Não abra mão de ser minha, nossa mãe.

Faço uma pausa e a imagino lendo esta crônica, corrigindo minha forma de expressar. Sim, você é melhor nisso e me diria, ao final: "Hum! Pra lá, vamos!".

Sim, mãe. Todos vamos. E nem sabemos quem é o próximo.

Quem tem mãe tem tudo!

Amo você.

UM POUCO DE FÉ

14 de julho de 2020

Hoje é meu aniversário. Vou passar o dia sozinha. Talvez ver os meus filhos rapidamente no hall do elevador — todos longe e de máscara. Eu faço a minha parte de manter o isolamento social.

Saímos das nossas casas em horários noturnos, para abastecer comida e suprimentos, nos mercados da redondeza, uma tentativa de manter o comércio local. Infelizmente, muitos já fecharam as portas. Muitos já quebraram financeiramente e emocionalmente. Que sensação de impotência.

Tenho uma decisão tomada: iniciarei hoje a retirada das coisas do meu consultório para devolver a casa da clínica. Será longo e doloroso esse processo, para mim e toda a equipe.

Foram quase cinco meses fechados, pagando aluguel, e não houve negociação. O que era uma quarentena de início não tem mais prazo, não tem mais controle.

Não vejo minha mãe há cinco meses; hoje, talvez, veja meus filhos pela janela.

A dor, a morte e o medo se espalham.

Mas, enfim, é meu aniversário. E quero presentear-me com uma oração, ou canção que me acalenta.

Oração Celta
Que a estrada se abra à sua frente,
Que o vento sempre sopre às tuas costas,
Que o sol brilhe morno e suave na tua face,
Que a chuva caia de mansinho em seus campos
E, até que nos encontremos novamente,
Que Deus lhe guarde na palma da Sua mão.

O CINZA É SÓ UMA COR

14 de julho de 2020

Os cabelos cinza, azuis, rosa, brancos, loiros, castanho, pretos, ruivos são todos lindos e você pode escolher sua cor; qualquer cor. Eu estou escolhendo a minha.

Neste tempo de isolamento social, pude experimentar, pensar em todos os hábitos que quero ou não, e resolvi não pintar mais para conhecer a cor dos meus cabelos. Até agora, foi um processo de cinco meses.

Assumir meu cinza natural é um direito: é dizer não aos padrões impostos em uma sociedade machista, uma quebra de padrão estético. Um padrão, aliás, imposto pela sociedade, de que toda mulher precisa parecer eternamente jovem e ter os cabelos de cor e forma consideradas "naturais" — mas que na realidade são totalmente artificiais — para ser vista como bonita.

Cansativo isso!

Cabelo liso não é o único bonito; cabelo longo não é mais feminino; cabelo colorido artificialmente não significa mais profissionalismo. Ser eternamente jovem não é sinônimo de valor.

Por que homens grisalhos são charmosos, mas mulheres grisalhas são desleixadas, ficam envelhecidas? Então, mulheres não têm direito aos seus fios naturais?

Poder agrisalhar-se publicamente é um processo de autoconhecimento e aceitação: o cabelo vira uma ferramenta para você descobrir-se e aceitar-se cada vez mais. É um exercício de liberdade.

Os brancos e grisalhos fazem parte de um movimento de empoderamento feminino importante. Sim, mulheres podem deixar seus cabelos naturalmente e celebrar seus fios brancos. Parece tão óbvio, mas essa libertação feminina está dando o que falar.

Traz uma mensagem incômoda, não facilmente aceita, de quebra das verdades impostas, de personalidade, luta, resistência, estilo. Uma declaração de que a feminilidade vai além da cor do cabelo, sendo a negação ao poder da preferência majoritária masculina, entre outras coisas mais.

A caminhada em busca do empoderamento pessoal feminino é longa, difícil, cheia de comentários e olhares tortos a cada esquina.

Dizem: "Esse cabelo envelheceu você!"; "Não a favoreceu!"; "Vamos ver quanto tempo aguenta!".

Mas também há sororidade: "Está linda!"; "Que coragem, poderosa!"; "Também vou deixar os meus fios livres!".

Sim, "livres". Essa é a palavra que mais define o processo: sentir-se *livre*. Livre do salão de beleza. Livre de padrões impostos. Livre para ser mulher do meu jeito.

Aos poucos, a gente vai percebendo que um fio branco é só um fio branco, que cinza é só mais uma cor, que envelhecer é um processo que infelizmente alguns não viverão para ver e que velhice é um estado de espírito prisioneiro aos padrões culturais.

Agradeço as vantagens da maturidade dos 61 anos que celebro hoje. Rir de si, experimentar-se, ser mutante, imprevisível, coerente, incoerente e sempre, sempre, escolher estar incondicionalmente ao meu lado e não ao lado de quem me olha torto.

Saber quem sou, minha potência e vulnerabilidade, e que com certeza não agradarei a todos com o meu jeito de estar no mundo, é o melhor presente deste novo ciclo que iniciou em um ano insano de pandemia.

Pelo menos, achei algo para me entreter, num cenário de profunda tristeza social.

O ENTORNO DE MIM

30 de julho de 2020

Onde vivemos? Como cuidamos dos nossos ambientes?
No início da pandemia, foram várias tentativas de locais para trabalhar, até o atual. Eu tinha um escritório montado, mas faltava algo, gerava algo ruim.

O entorno convida a respostas e sensações — tanto positivas como negativas. Precisamos estar atentos a essas interferências e convidar a reflexões um personagem interno, para podermos pensar nossos ambientes.

Eu tenho a minha, que chamo de Sílvia, minha decoradora e harmonizadora interna. Ela se desenvolveu no meu mundo interno há uns oito anos. Até então, eu não conhecia esse mundo de sentir o ambiente externo. Foi uma boa conquista.

Assim fazemos quando precisamos ou queremos algum recurso novo: criar outro personagem interno, voz interna, responsividade, respostas diferentes para as solicitações do mundo. Criamos e dizemos: "Eu quero saber mais disso; quero responder de outra forma a isso".

E a gente reflete; estuda; fica atento; tenta; erra; desiste; volta; percebe; busca modelos, inspirações; conversa com pessoas; lê muito; conversa consigo mesmo; reflete mais e sempre; tenta de novo; erra novamente; percebe a suplementação do contexto e segue.

A cada dia, podemos melhorar nossas performances. E, se nossas novas respostas forem suplementadas, valorizadas pelo contexto em que vivemos, vamos criando uma nova identidade, voz ou personagem interno.

Sílvia ganhou espaço no meu mundo interno e foi crescendo em sensibilidade. Assumiu reformas totais do meu apartamento, clínica, consultório, e amava os dias de FOT,[3] nos quais soltava toda a sua criatividade.

Alguém perguntou a um filho se eu estava mudando de profissão. Não, foi uma ampliação que vivi e que me fez bem. Hoje sou conhecedora dos contextos internos e externos, o que é um presente para mim.

Palavras da personagem interna Sílvia: "Decorar e harmonizar não significam gasto financeiro".

O estilo da nossa casa é o que somos — ou estamos — no momento, e não o sonho que se vende na loja ou na mostra de decoração. O bem-estar envolve perceber os seus valores, que ultrapassam tendências de decoração.

Decore com singularidade e legitimidade; o estilo é seu. Não tem certo e errado. Tudo se aprende com o sentir e o que faz sentido para você. Use da liberdade de decorar e emocionar com amor e humor.

Observe o que serve para você em um dado momento da vida. Presenteie-se. Olhe para todos os cantos e se encante. Não tenha nada em sua casa que não seja útil e que não ache bonito.

Use as cores: elas definem espaços e sensações, modelam a luz, transformam a casa, nos convidam a sentir algo bom. Busque a calma da simetria e, de vez em quando, altere-a. Mantenha a sensação de amplitude: mescle o novo com o antigo, seu caminho, sua história.

Privilegie aspectos emocionais, memórias de família, boas histórias, aromas, sons, texturas e suavidade.

Busque a luz certa; a iluminação é o clima do ambiente e afeta o ritmo biológico e emocional.

Crie espaço para aproximar as pessoas. Monte o espaço para viver, desfrutar e construir a energia que vai gerar a sua vida, abrigá-la do medo, da dor e da necessária solitude.

---

3   Sigla de "família de origem do terapeuta". Um mergulho profundo que permite aos alunos do curso de especialização em Terapia Sistêmica Pós-Moderna revisitarem seus modelos de casal e relacionamento por meio da história de vida do pai e da mãe.

A sua casa é seu templo de cuidado, por isso arrume, recicle, decore, cultive, plante, cozinhe. Ela é seu templo de crescimento, seu templo de festejar, seu templo de fé.

Leia, escreva, pinte, estude, aprenda, evolua, ensine, escute música, cante, dance.

Reze, medite, envie amor, peça. Agradeça!

FECHAMENTO DE CICLO

1 de agosto de 2020

Estamos entregando a casa da clínica; ela já está totalmente vazia, sem vida. Só o flamboyant teima em trazer beleza neste momento, com suas flores rosas lindas.

Um último olhar, uma despedida.

Fico olhando a sala de espera com seu mural gigante que diz: "O melhor lugar é dentro de um abraço".

Eu acredito tanto nisso, no acolhimento do abraço. Vou levá-lo comigo no meu coração.

Como eu amei esses tempos nesta casa. Foram quase onze anos de tantas histórias, tantas transformações de pessoas: clientes, estudantes, terapeutas e equipe.

Mas veio a pandemia. Ela nos sacudiu e nos colocou para fora desse lugar onde vivíamos em comunidade colaborativa. A pandemia interrompeu as terapias presenciais, o movimento intenso dos corredores, as conversas da cozinha e do jardim, o cheiro do café, as trocas de olhares e os abraços.

Quanta saudade. Foi um tempo lindo; gratidão a todos que ali conviveram. Estamos vivendo novos tempos e nem sabemos como será o novo amanhã. Só sabemos que é hora de se reinventar, ser movimento — e assim seguimos. Na potência do agora, estamos todos integralmente online.

As terapias e as pessoas se transformam, se adaptam e os diálogos transformadores acontecem através das telas dos computadores. Seguimos nós todos, mais de trinta terapeutas, honrando o lema da ONG ASSIM: "Levar o bem-estar ao alcance de todos". Agora cada vez mais longe, sem limitação geográfica, pelo mundo.

Sim, estamos fazendo o nosso melhor no presente, o que garante um bom futuro, seja da forma que for. Sei disto tudo: que sou boa, que sou forte, que farei algo grande e novo, que sempre as mudanças vieram para agregar na minha vida. Não vai ser diferente agora, mas dói.

A minha vulnerabilidade também se apresenta como parte de mim e pede para ser escutada. Minha personagem Tristeza pede licença para uma lágrima de despedida da nossa amada sede.

Hoje encerramos esse ciclo com o imóvel que nos acolheu — e eu aguardo o novo num abraço.

MEU PAI

5 de agosto de 2020

Eu tive pai, um superpai.

Ele era incentivador, validador e orgulhoso de mim. Quem o conheceu não esquece.

Tenho ele comigo no meu self, internalizado. Também na minha postura perante a vida, na coragem.

Tenho vários personagens internos masculinos construídos na minha relação com ele, meu pai, Lucindo, até os meus 26 anos.

Perdi meu pai cedo. Ele se foi deste plano e passou a conviver comigo nos meus diálogos internos. Sempre o invoco, digo "olá" novamente — nunca "adeus" — e honro seu legado. A saudade física dói nestes dias, perto do Dia dos Pais. Nesses momentos, busco senti-lo mais perto ainda de mim.

Já escrevi muito sobre pais. Vou reler, vou repostar textos sobre o meu pai, sobre o pai pós-moderno da Bela[4] e sobre os pais filhos do feminismo — uma maneira de estar mais perto dele.

Feliz Dia dos Pais para quem tem pai. Para quem não tem, tem pai tóxico ou não se identifica com o seu, aceite sua realidade, seu limite, e seja o melhor pai de si mesmo.

Lembre-se disto: *o amor é construção, e não obrigação.*

---

4   Em referência ao filme *A Bela e a Fera*. Para melhor compreensão do assunto, ver a crônica seguinte.

O PAI DA BELA

*Texto original de agosto de 2013,
republicado em 9 de agosto de 2020*

Bela foi criada só pelo pai. Não sei bem o motivo, mas sei que foi muito especial essa relação de pai e filha.

Sua educação foi muito diferente daquela do contexto em que viviam. Seu pai também era um homem diferente. Sensível, inventivo, independente e livre do ideal masculino de sua comunidade, não se preocupava por ser considerado louco por todos.

Nem sei se percebia a pressão que vinha em sua direção. Talvez não, porque ele se preocupava em seguir o seu desejo interno, suas ideias e não os padrões externos. Vivia suas emoções e sua racionalidade.

Ele era um inventor, e a comunidade o considerava desajustado. Muitas vezes, quando queremos seguir nossos desejos e nosso coração, o mundo externo faz pressão contrária. Cabe a cada um a escolha de ceder ou não.

O pai da Bela deu a ela um modelo diferente de ser pai. O que era ser homem e ser mulher em uma comunidade cujo modelo validado era Gaston?

Gaston era muito forte fisicamente. Invejado pelos homens, arrancava suspiros de todas as mulheres, menos de Bela, que o achava primitivo e convencido. Desde pequeno, foi desafiado a provar e manter sua masculinidade. Tinha que ser muito forte e agressivo, não ter medo de nada e ser competente no sexo. Aprendeu que para ser macho não podia ter ou mostrar emoções. Precisava aniquilar seu lado emocional.

Nossa! Ser homem requeria um esforço sobre-humano.

Como defesa contra a ansiedade que essa exigência provocava e para encobrir o sentimento de inferioridade por não ser possível alcançar o tal ideal masculino, Gaston e os homens daquela comunidade desenvolveram armaduras pessoais. Sabemos que, quanto maior a armadura, mais intensa é a emocionalidade que ela esconde.

Mas Gaston cortejava Bela, a única mocinha da comunidade que não dava bola para ele nem reforçava seu modelo de machão patriarcal.

Bela foi criada por um pai pós-moderno. Ele acreditava que as pessoas, independentemente do gênero, tinham o mesmo valor. A relação com a filha era igualitária e harmônica. O pai da Bela incentivava suas potencialidades sem diferenciar o gênero: coisas para homens e coisas para mulheres. Dessa forma, seu gosto por leituras foi valorizado e incentivado.

O pai da Bela, amoroso, respeitava seu jeito de ser e suas escolhas, não exigindo que ela seguisse o caminho do modelo social feminino: reprimir sua intelectualidade e procurar um marido forte para casar, que lhe desse o sustento e filhos para criar. Podia ser também frágil, dócil, indeciso, dependendo do momento e das circunstâncias. Não tinha vergonha de mostrar suas emoções, chorar, ficar triste e aceitar seus próprios fracassos. Sempre se mostrou por inteiro.

Naturalmente, os dois — Bela e seu pai — eram considerados muito esquisitos por não seguirem o modelo social vigente, culminando na revolta da comunidade para internar esse pai em um manicômio, por ser considerado insano.

O caminho natural de Bela, a partir da relação com seu pai, foi desejar relacionar-se com homens que pudessem ser inteiros também, que, assim como ela, não mais precisassem reprimir vários aspectos da sua personalidade. Dessa forma, ao ter que conviver com a Fera em seu castelo, não aceitou como verdade sua armadura. Questionou seu modelo patriarcal, seus sentimentos e sua gentileza reprimida. Exigiu ser tratada com respeito, tratando-o dessa mesma forma.

Buscou o que viveu e significou como amor, em seu modelo familiar, conseguindo estabelecer uma relação de duas pessoas inteiras: um homem autorizado a viver com emoção e razão e uma mulher com o mesmo direito a ser inteira.

A mudança na história da humanidade começa nessas escolhas, de como estamos vivendo na parentalidade e na conjugalidade. E o futuro das relações sem violência virá com o fim das relações hierarquizadas do modelo patriarcal.

Que tipo de pai você quer ser? Que tipo de educação dar a nossos filhos, meninos e meninas?

O que estamos fazendo, hoje, como pais?

O NOVO PAI

*Texto original de agosto de 2013,
republicado em 9 de agosto de 2020*

Filho da revolução feminista, o novo pai vem reivindicar seu lugar junto a seus filhos. Mas será que as mulheres estarão prontas para uma divisão igualitária na questão do poder que a maternidade lhes confere?

E os homens estarão preparados para o curso de "como amar alguém além de nós mesmos, por empréstimo, no maior ato de coragem de suas vidas", como definiu tão bem o escritor português José Saramago sobre o que é ser pai?

As mulheres conquistaram, com o movimento de emancipação feminina, também o direito de serem inteiras. Podem ser frágeis, mas também fortes, dóceis e agressivas, indecisas e decididas, medrosas e corajosas, racionais e emocionais, dependendo do momento e das circunstâncias.

Com essa mudança, desejaram homens que pudessem ser inteiros também, que, assim como elas, não precisassem reprimir aspectos da personalidade. De início, esse homem não existia. Ser homem, até então, requeria um esforço impossível.

Tão emotivos e sensíveis quanto às mulheres, foram treinados para serem *machos* e não demonstrarem emoções. Tinham que ser agressivos, não ter medo de nada. Com a ansiedade da exigência e o sentimento de inferioridade por não alcançar o ideal masculino, desenvolviam fortes defesas emocionais.

Felizmente, o patriarcado caiu em desuso para alguns. Bom para as mulheres, mas também muito bom para os homens, que, na carona da história, puderam rever conceitos exaustivos de ter que ser fortes, ter sucesso sempre e nunca falhar.

O homem também foi liberado para ser inteiro; para ser frágil, sensível, para chorar, ficar triste, falar dos seus sentimentos, aceitar seus próprios fracassos. Então, chegamos aos tempos modernos com um pouco mais de equidade.

Homens e mulheres têm o mesmo valor e devem ser respeitados em suas escolhas e em suas formas de vida. Dividem as contas da casa, responsabilidades, competências e daí resolvem se vão ter filhos ou não.

Este é um ponto primordial: divisor de águas na vida de um casal, um filho muda tudo. O corpo da mulher amada agora pertence ao bebê, o casal se transforma em família, os programas, a agenda, tudo agora prioriza a criança.

Essas e outras questões que, com maturidade, podem ser vividas de maneira amorosa e prazerosa para muitos casais estabelecem uma crise sem volta, visto o alto índice de divórcios no primeiro ano de vida dos filhos. E o novo pai vai aparecendo nesse cenário.

Acima de tudo, ele é pai. Independentemente de ficar casado com a mãe do seu filho ou não, encara a paternidade como 100% da responsabilidade na criação do seu filho. Para ele, não é somente uma questão de dividir os custos ou ajudar.

O novo pai questiona o porquê de a guarda ser preferencialmente entregue à mãe em caso de separação, pois requer direitos iguais. Solicita guarda compartilhada e divide o cuidado com os filhos. Assume integralmente o cuidado com os filhos, quando suas parceiras seguem carreiras promissoras, invertendo papéis sociais. Organiza seu tempo entre trabalho e filhos pelo prazer do vínculo, e não para ajudar a esposa.

O pai tradicional ainda anda por aqui, no entanto, pensa bem diferente. Ele ainda não se deu conta do que está perdendo.

Divide os custos com a esposa, mas considera que 90% da responsabilidade sobre o bebê é da mulher. Sendo assim, chega à noite do trabalho, brinca com o filho, talvez dê o banho, mas em uma intenção de "ajuda" à sua parceira, e não de compartilhamento ou construção do vínculo emocional com o filho. Ele não conhece o mundo emocional a ser explorado na relação entre pai e filho e segue longe desse processo.

Para o novo pai, homens e mulheres têm direitos iguais, mas, na maternidade, a mulher é mais poderosa: é ela quem gesta, pare e amamenta. E é para ela o convite de abrir mão desse poder sobre o filho e permitir que aconteça essa vinculação entre pai e filho intensamente, percebendo o quanto será enriquecedor para todos.

E ele, o novo pai, precisa correr atrás. Ser parceiro na gravidez e engravidar também; ir às consultas médicas, fazer cursos de pais, estar ao lado da mulher no parto, dar o primeiro banho na criança, dividir os cuidados. Manter o que conquistou: direitos iguais para a paternidade e a maternidade.

Para o novo pai, contemplar por horas seu bebê dormindo é a melhor paisagem. Acalmar seu choro, trocar suas fraldas e tranquilizá-lo em seu peito causam uma paz infinita. Passar o dia no trabalho, acompanhado da saudade ou da lembrança de seu sorriso, é o maior motivador para sentir-se potente. Chegar em casa e ser recebido por aquele serzinho, por aquelas mãozinhas que o abraçam, é sua dose de transcendência diária.

O novo pai não abre mão da plena experiência de sentir o amor por um filho. O amor, quando emocionalmente sentido, transborda e inunda o ser amado.

O filho, ao receber essa dose a mais de amor do pai, terá ampliada sua capacidade de amar e ser amado. E esse futuro adulto, no seu tempo, será um pai ou mãe ainda mais preparado para a experiência do amor no cuidado.

O PAI

*Texto original de agosto de 2013,
republicado em 9 de agosto de 2020*

O primeiro herói de um menino? O primeiro amor de uma menina? O próprio pai.

Em nosso primeiro laboratório social — a família —, treinamos e incorporamos essa relação e a levaremos por toda a nossa vida, repetindo-a. Mais do que gostaríamos, seguiremos arrastando esse padrão. Com toda a força da saudade emocional da infância, carregamos nossa lentidão.

A cada encontro atual, tentamos sobrepor o que vivemos com eles, nossos pais. Buscamos as relações que se assemelham, sem perceber, e, quando achamos, nosso personagem criança vai querer sempre mais. Reviver mais e mais tanto as lembranças ruins quanto as boas. Viveremos a relação presente com a sobreposição esmagadora do passado e a desesperança de um futuro previsível.

A quem respondemos quando agimos de tal forma? Estamos respondendo a pessoas do presente ou a pessoas do nosso passado? Padrão que se repete; dor e frustração presentes. Final infeliz para todos.

Carregamos dores da infância porque nosso primeiro herói, nosso primeiro amor, era humano, perfeitamente imperfeito, e, nessa condição, nos amou e nos magoou. Com sua história e suas dificuldades, causou danos que nos desafiam a ir além.

Esta é a jornada do crescimento, a evolução que viemos fazer como pessoa: uma chance de reescrevermos nossa própria história.

Devemos acolher o que vivemos, diferenciar do que estamos vivendo e possibilitar algo diferente para vivermos. Acolher nossos sofrimentos e de nossos pais. Compreender que os vilões não eram eles, mas o *medo* deles, que transformou amor em dor, preocupação em raiva ou abandono, proteção em castigo. Bem ele, o medo, que é nosso maior protetor.

E assim seguimos, tanto nós quanto nossos pais e nossos filhos, sem a medida exata para equilibrar esse sentimento. Às vezes, devemos abrir mão da luta e sentir, diferenciar e seguir adiante. E, pelo recurso do afeto, do acolhimento, da autorreflexão, alcançaremos essa complexidade.

Pai: você sempre foi e é o catalisador de todo o meu processo de evolução. Sou o que gosto de ser devido a você.

Mais do que sempre, agradeço ter tido a honra de ser um dos seus filhos e viver todas as minhas histórias em sua companhia. Agradeço ainda a forma especial com que tenho você presente em todos os meus diálogos internos, em cada momento que vivo.

Você foi meu herói, meu grande amor, agora meu incentivador e amigo. Hoje estamos lado a lado, cuidando de cada idealização, de cada saudade. Mas não posso negar que a dor da saudade física ainda me quebra. Hoje é Dia dos Pais e me rendo a ela.

Amo você.

MULHER GESTANTE

16 de agosto de 2020

Precisamos restabelecer o poder da gestação. Dar voz e amor ao corpo da mulher, em toda a sua beleza e complexidade. Respeitar o lugar do feminino na nossa cultura.

Sim, nosso corpo sangra, às vezes mais de uma vez por mês. Temos esses dias de menstruação, às vezes de baixa produção. E também engravidamos, amamentamos. Seguimos cuidando das nossas crias. Assim, garantimos a continuidade da espécie — realidade que deveria ser honrada, protegida e enaltecida.

Mas, infelizmente, na prática de uma sociedade capitalista, machista, com foco na produção e competição, não é o que acontece.

O PROBLEMA ESTÁ NO CORPO DA MULHER OU NO CONTEXTO?

Qual o lugar da mulher, para você? Por que mulheres ainda ganham menos do que os homens? Por que as relações são desiguais? Por que existem e aumentam a cada dia a violência contra a mulher, o sexismo, o feminicídio?

Durante a pandemia, registraram-se o aumento dos casos de violência doméstica contra a mulher e o aumento do adoecimento das mulheres.

Elas estão praticando jornada tripla de trabalho, sobrecarregadas em trabalho doméstico, trabalho remoto e cuidado com os filhos confinados em casa. Um cenário desastroso.

Que descaminho a história fez com o lugar do feminino.

Feliz (?) Dia da Gestante!

SUICÍDIO: A DOR NÃO MORRE
1 de setembro de 2020

Setembro de 2020: perdemos um cliente da ONG para o suicídio. O número de suicídios aumentou demais na pandemia; a saúde mental pagará um preço alto.

Gostaria de ter oportunidade de conversar com todos que pensam em tirar a própria vida ou já tiraram. Como isso obviamente não é possível, faço esse exercício pela escrita e, por meio da imaginação, tenho essa conversa com quem acabou de tirar a própria vida.

Que esta crônica chegue a quem precisa. Se você conhece alguém com ideias de suicídio, compartilhe este livro, sobretudo este texto, com essa pessoa, por favor. Eu agradeço!

A DOR NÃO MORREU

Você não imaginava que ia causar tanta dor, que ia afetar a vida de tanta gente querida nessa sua escolha de ir embora.

Como isso tudo aconteceu? Quem você convidou para participar dos caminhos dessa decisão?

Foi uma escolha construída com um pedido respeitoso, trazendo dignidade a você e à sua rede?

Sim, eu acredito. Você não foi escutado. É difícil alguém ser escutado com qualidade e presença na correria do cotidiano. Não é um hábito do nosso tempo. Estamos muito conectados em redes e desconectados uns dos outros.

Mas preciso perguntar: você tentou o suficiente, gritou, lutou pelo seu direito de viver sua singularidade num mundo de padrões tão determinados?

Quais ilusões e desilusões existiam na sua vida que mobilizaram essa escolha? Você entendeu o funcionamento, a complexidade das interações do nosso mundo?

Você poderia construir ou desconstruir o seu mundo, a sua vida, seu cotidiano, assim como era igualmente construído por ele. Mas, infelizmente, o contexto o destruiu.

Será que não era possível mudar as circunstâncias? Mudar de profissão, trabalho, parceiro, método de aprendizado? Fugir da tirania dos corpos perfeitos, brindes, sorrisos, viagens e mensagens de paz das redes sociais? Não foi possível mudar de vida, de país, de pele, de sexo?

Fugir para o mato ou refugiar-se no barulho urbano? Permitir-se estar no meio do nada, e no meio do nada poder "ser"? Não foi possível criar, recriar seu próprio mundo interno e externo?

Sim, me desculpe: parece opressivo eu ficar aqui, inquirindo. Mas são tantas as perguntas que ficam no vazio de quem ficou. Também preciso de um momento para lidar com minha solidão, meu luto, minha dor, por isso, não o culpo.

Espere, significarei melhor a minha fala. Só quero buscar alívio ao tentar entender algo incompreensível para mim. Sei que mudar é difícil — mais difícil ainda se está sozinho. Não há culpados.

Não somos seres isolados, nada é individual no mundo. Nem nossos atos, nem as consequências deles. Eu entendo: você não encontrou seus iguais. As verdades são construções temporárias, elas mudam, libertam, mas também aprisionam e matam. Sim, ideias podem matar.

Com quem você estava construindo suas verdades? Onde estavam aqueles que pensavam de forma parecida, sua comunidade? Que voz interna, que personagem interno era esse que estava decidindo os caminhos do seu ir embora?

Todos temos essa voz — a voz do plano de fuga, aquela que diz: "Se tudo der errado, eu vou fugir para o Tibete, ser diarista ou *sushiman* em outro país, ou eu vou tirar a minha vida".

Sim, eu imaginei. Essa voz estava sempre com você, como uma alternativa: tirar a própria vida. E ela agiu sozinha. Ah! O poder massacrante do monólogo interno.

Não houve outras vozes internas para, juntas, construírem outros caminhos. Não houve uma comunidade externa que legitimasse você com seus pensamentos tão diferentes e únicos e o acolhesse. Quem o matou foi toda essa complexidade de interações.

Uma sociedade que não permitiu que você vivesse, a seu modo, a sua vida. Se não foi permitido viver, uma alternativa é morrer.

Caramba. Parece tão lógico. Se somos todos diferentes, andar na linha da esteira industrial de cumprir o padrão do esperado social nos padroniza e nos mata. Mas a dor de quem desceu da esteira, de quem vive à margem e solitário, buscando construir uma vida singular, igualmente mata.

É libertador e perigoso. É paradoxal. Destrói a autoestima que é construída socialmente.

Precisamos de uma comunidade que nos legitime.

Olhando daqui de fora, você e todos os outros não encontraram um lugar para falarem, serem ouvidos e escutarem. Não encontraram um braseiro de aceitação onde pudessem se aquecer em suas angústias, buscas, diferenças e similaridades. Agora, formam uma comunidade com um sentido: aqueles que denunciam algo grave através do caminho de tirar a própria vida.

Sim, eu compartilho da sua dor. Não era essa sua intenção. Você não pensou que ia machucar tanta gente querida ao ir embora.

O suicídio não é um ato individual, isolado. Ele é social, envolve muitas pessoas. Marca e mata muitas outras vidas. Gera dor, muita culpa para uns, raiva para outros.

Você teve suas razões — treze razões, trinta e três razões — para acabar com o seu sofrimento. E, agora, ver a dor e o sofrimento daqueles que você amava é avassalador. Sua dor continuará viva.

Sim, olhar para o futuro; eu me comprometo com seu pedido. Não olhar para trás, mas sim para o que podemos aprender com isso tudo. Parar de buscar culpados e tirar um aprendizado disso tudo.

Você fez o que foi possível naquele momento e, a partir deste ponto, podemos pensar no que pode ser mudado daqui para frente. Agora faz mais sentido que sua história sirva como uma herança, um convite à reflexão.

Podemos responsabilizar-nos por práticas relacionais diferentes, com mais escuta, tempo e aceitação do outro? Podemos criar uma comunidade, gerar intimidade e relacionamentos de paz, livres da culpabilização individual? Como podemos contribuir no nosso contexto para a diminuição de discriminações, preconceitos e opressões que sofrem os que se diferenciam do padrão?

Como um legado, levarei sua reflexão para toda a minha comunidade e pedirei que compartilhem. Levarei sua reflexão para quem está pensando em tirar a própria vida. Outros caminhos precisam existir.

Sim, eu sei. Esse é o caminho que lhe trará paz. E a mim também.

O PODER DA ESCUTA

10 de setembro de 2020

A fala de alguém espera por acolhimento na escuta do outro. Este é um aspecto precioso na convivência, nos relacionamentos, na sobrevivência emocional, na cidadania: ser escutado.

Ser suplementado, ser validado pelo silêncio respeitoso do outro, reconhecido, aceito pelo estado de presença radical do outro, que o acolhe.

A escuta das dores, aflições e sofrimentos é fundamental no convívio humano. A escuta do imprevisível, do improvável, revelando vulnerabilidades, personagens internos não permitidos, incoerências e humanidades. Escutar é aproximar-se e simplesmente estar.

Compreender a perspectiva diferente do outro legitima sua existência, seus sentidos e significados historicamente construídos. A habilidade de escutar convida a renunciarmos ao exercício do poder e da colonização sobre o outro, tanto quanto permitir ao outro a autoria de suas ressignificações.

A escuta não convida à concordância nem à discordância, nem nos obriga à dor de conviver com o muito diferente de nós. Ela só acolhe, legitima o outro, sempre diferente de nós.

Por que escutar o outro parece cada vez mais raro e difícil no nosso cotidiano? Porque nos coloca na condição de escutar a nós mesmos.

O que escuto dentro de mim quando alguém fala algo diferente de minhas verdades e perspectivas? A escuta do outro começa pela escuta de si, ato que evidencia como as diferenças evocam e ressoam questões não formuladas em nós.

Ao não conseguirmos ampliar a polifonia de vozes que nos habitam e que dialogam com o outro, tendemos a simplificações preconceituosas e a microviolências: "Ele está errado"; "Ela tem que mudar"; "Eles devem pensar diferente".

Logo, escutar é aprender sobre si mesmo. Aprender sobre si mesmo é perder-se de si mesmo, de seus condicionamentos. E, ao nos perdermos de nós mesmos, de nossas verdades limitantes, nos encontramos em nossas humanidades, vulnerabilidades, para estarmos verdadeiramente com o outro, para um novo estar no mundo.

O silêncio na escuta nos ajuda a ter responsividades mais gentis, evitando personagens internos prontos para sentenciar julgamentos. Permite-nos escutar também o que o silêncio do outro está querendo nos dizer.

No silêncio, as emoções reverberam, encontrando ressonâncias comuns entre quem fala e quem escuta. Também as palavras do outro reverberam nele próprio, e ele poderá escutar a si mesmo. Escutar a si mesmo falando de si para alguém que nos escute radicalmente já é generativo e transformador.

Escutar é uma arte para viajantes curiosos e corajosos; compartilhar escutas é estar em diálogo. E, sem dúvida, o melhor entretenimento são as boas conversas.

Quando perdemos essa capacidade, outras formas de distração ganham espaço, e somos manipulados pela cultura do consumo de bens, drogas, roupas, imagens, sorrisos para fotos ou palavras vazias.

A escuta é um ato político revolucionário. Precisamos dizer não às tentativas de sermos colonizados e colonizadores de pessoas e corações.

REDES SOCIAIS: DROGA E DEPENDÊNCIA

20 de setembro de 2020

Estamos em plena pandemia. No entanto, para os negacionistas, ela não existe, é só uma gripezinha que matou até agora mais de 146 mil pessoas.

Olha esse número!

Distanciamento social, cenários imprevisíveis, distúrbios emocionais intensos, ansiedade fora do controle. Qual é a distração, aparentemente inofensiva, que está à disposição na palma da nossa mão, no nosso celular, neste momento em que estamos em casa? As redes sociais.

Ontem, vi um documentário na Netflix chamado *O Dilema das Redes*, que aborda como somos influenciados ao usar as redes sociais. Curiosamente, o termo "usuários" também já foi utilizado para descrever pessoas que fazem uso de substâncias químicas.

O documentário denuncia os mecanismos de manipulação que geram dependência e o estímulo às polarizações com as bolhas de interesse: você acha que está acompanhando um fato, mas está vendo só pela perspectiva que lhe interessa, sem ampliar o seu olhar.

Caramba, foi bem chocante! Vale a pena assistir à produção.

A primeira coisa que me veio à mente foi sair das redes. Eu costumo postar no Instagram e pensei se eu iria seguir dessa maneira.

Para que uso as redes, afinal? Pensei muito sobre a forma com que poderia contribuir para essa desconstrução da dependência.

Já implementei algumas atitudes imediatamente, como usuária das redes:

- ficar atenta ao uso do tempo, colocar um limite diário;
- ficar atenta às emoções que possam ser manipuladas;
- tirar as notificações automáticas que nos roubam do mundo real e nos colocam de volta para dentro da máquina;
- seguir pessoas que pensem diferente de mim, para sair da bolha polarizada.

E como criadora de conteúdo? Como posso fazer diferente?

Estar nas redes só me interessa se for para contribuir com algo, criando conteúdos verdadeiros que possam, de fato, corresponder a quem eu sou, em que acredito e que vivo em meu cotidiano.

Sim, eu sou teimosamente otimista. Quero muito acreditar que as redes possam ser espaços de diálogo também, se ficarmos atentos. Eu acredito que o mundo pode ser mais gentil, humanizado, colaborativo e com mais diálogos de paz.

Todos nós somos participantes na transformação que queremos ver no mundo e isso inicia bem aqui, no nosso mundo interno. Então, penso que, ao compartilhar o que estamos vivendo, o que estudamos e no que acreditamos, aquilo que nos faz melhor, podemos inspirar pessoas.

Cresço e aprendo muito com pessoas plenas, em seus momentos de sucesso máximo, da mesma forma que acompanhar profundos sofrimentos emocionais e desesperanças me fortalece e me faz melhor.

Meu propósito nas redes sociais é falar de diálogos internos produtivos e colaborativos, nos quais os personagens que nos habitam possam ser nossos grandes aliados para evoluirmos, colaborando em novos itinerários de velhas questões. Quero trocar com quem pensa parecido e diferente de mim.

Sim. Quero os suficientemente diferentes. Nem radicalmente diferentes, que gerem microviolências, nem os pouco diferentes, que não coloquem boas e necessárias dúvidas nas minhas certezas.

Os suficientemente diferentes fortalecerão minha humildade e eu poderei furar a minha bolha de verdades estabelecidas. E este é o grande risco: o risco das polarizações. E polarizações, radicalizações, não geram diálogos, apenas conflitos, e roubam a paz.

Sofro de um eterno desajuste: sempre olho para o sistema de fora da caixa. Um olhar atento para o mundo em que vivo e outro para o meu mundo interno.

Seguirei nas redes sociais, sempre buscando novas maneiras de inspirar pessoas em seu bem-estar e sua liberdade de ser, suas singularidades, em um sistema social que pressiona no caminho oposto. Faço a minha parte e convido você para colaborar com o uso consciente das redes.

Por mais espaços de diálogo no mundo!

PAUSAS

26 de setembro de 2020

Desejando bem-estar e recarregar a energia, além de manter cuidado e distanciamento, vim em busca da natureza. Precisava muito disso. Foram seis meses em casa, com saídas somente para abastecimento doméstico.

Eu e a pousada, com as devidas regras de segurança, nos aventuramos. Todos nós precisamos de pausas, para sentir e seguir nossos propósitos. Pausa para meditar, rir, ser feliz, chorar no cantinho aquela dor só nossa, respirar fundo e seguir fortalecidos nas nossas buscas.

Pausa para criar, em nossos diálogos internos, um presente possível nestes tempos tão difíceis da pandemia. Ou, quem sabe, jogar-se nos planos de um futuro melhor, em um mundo diferente do que virá.

Hoje eu convido você para uma pausa nesta grande batalha. Seja onde for, de forma cuidadosa, no tempo possível de cada um, nem que seja em uma profunda respiração... faça uma pausa. Abra mão do relógio por um tempinho, das obrigações dos itinerários automáticos, da correria sem limite, sem linha de chegada, sem celebração, sem massagem pós-corrida. Quando emendamos uma maratona ao próximo desafio, perdemos o respeito pelo nosso corpo.

A dor de cabeça avisa, a insônia se instala, a ansiedade grita, mas será que estamos entendendo o pedido? Só na pausa podemos retomar nosso ritmo natural, cadenciado pelo nosso tambor interno, nosso coração, e sentir que buscamos somente bem-estar e sobrevivência.

Não existe maior mestre para essa aprendizagem do que a natureza, o natural, o humano.

Tantas lições!

Por meio dela — a natureza —, somos convidados a lembrar-nos da nossa vulnerabilidade, de que não somos mais importantes que os outros seres vivos, animais, plantas. E lembramos também que este mundo tem uma ordem natural estabelecida e que muitas vezes a gente se afasta dessa verdade, mantendo ilusões negacionistas de poder e imortalidade.

Lembramo-nos dos benefícios físicos e emocionais de passar um tempo ao ar livre, em áreas verdes, perto da água, do cheiro do verde e do vento; resgatamos nossa relação com o meio ambiente; aprendemos sobre ritmo ao ver o pôr do sol, as marés, as fases da lua; observamos o desabrochar de um botão de flor; uma árvore que floresce, avisando para esperar pelos seus frutos. Resgatamos o respeito aos tempos de processos, vendo as estações se apresentarem de maneira tão diferente e harmônica.

As pessoas não passam indiferentes por uma floresta. Quanto maior o tempo perto da natureza, maior nossa percepção de afinidade com ela.

O que ganhamos com isso? Conforto, bem-estar psicológico, diminuição do estresse, da raiva, aumento da nossa imunidade, melhora do humor, melhora da saúde física, melhora da confiança e autoestima. Esse processo nos ajuda a sermos mais ativos, a "darmos um tempo", a fazermos novas conexões com o mundo real, com o nosso sentir, e a nos desconectarmos do sistema artificial da cultura urbana.

É um reforço do nosso compromisso com nós mesmos, de sermos nossa prioridade, de cuidar-nos e sentirmos o nosso caminho, propósito. Temos a oportunidade de agradecer a capacidade e o tempo interno de adaptação extrema que este ano nos impôs.

Não pode ir até a natureza? Então traga a natureza para o seu cotidiano:

- cultive alimentos;
- cuide de flores;
- faça exercícios ao ar livre, ou de janela aberta;
- pegue um sol;
- escute um áudio do barulhinho do mar, da chuva;
- assista a vídeos de natureza;

- olhe a vista pela janela;
- esteja perto de animais.

Refletir sobre esse tema aumentou ainda mais minha relação com a natureza. Agradeço a ela e peço perdão por tanta ganância e desrespeito ao meio ambiente.

OUTUBRO ROSA
1 de outubro de 2020

Um absurdo que me convida a escrever e me posicionar é a estimativa relacionada ao câncer de mama no Brasil.

Em 2019, foram estimados 59.700 casos novos desse tipo de câncer; um número que assusta. Essas mulheres precisarão de atendimento e não teremos estrutura para tal.

Esse tema precisa urgentemente ter visibilidade além do mês de outubro e ser incluído e absorvido nos programas de saúde pública.

Você é uma mulher que recebeu recentemente o diagnóstico de câncer de mama, que está passando ou já passou por essa doença? Ou perdeu uma pessoa muito amada para ela?

Eu tenho legitimidade e lugar de fala: também sou uma sobrevivente do câncer de mama — o tipo de câncer que mais mata mulheres no Brasil. Então, se você não é uma sobrevivente, não está passando por isso nem perdeu alguém por câncer, você não está livre de vivenciar uma dessas situações.

Minha intenção não é assustar, é conscientizar, trazer o tema para o diálogo, a fim de quebrar o estigma, o tabu sobre a doença câncer, para tirá-lo das margens e, por outro lado, questionar a elitização de seu tratamento.

Eu sou uma sobrevivente em condição de privilégio: classe média, plano de saúde particular, tenho um irmão que é médico mastologista, amigos médicos que agilizaram o caminho. Em nove dias após o diagnóstico, já tinha feito a cirurgia.

Todos sabemos que a possibilidade de cura está diretamente ligada à precocidade do diagnóstico. Contudo, o diagnóstico precoce depende de conhecimento e da consciência sobre a importância do autoexame. Além disso, de nada adiantará o autoexame se a mulher não puder ter a confirmação dos exames complementares, que dependem de agendamentos, equipamentos e profissionais especializados.

Do meu lugar de privilégio e conhecimento, percebi o câncer de mama pelas minhas mãos, durante o autoexame, há dez anos. Mas, apesar de o autoexame estar dentro das possibilidades de todas as mulheres, nem sempre é eficiente.

E a sequência do diagnóstico e tratamento? Esse não é um caminho agilizado para todas.

Que violência!

A lei previa sessenta dias entre o diagnóstico e o início do tratamento do câncer em pacientes do Sistema Único de Saúde (SUS). Agora, o prazo foi alterado para trinta dias. Contudo, o Instituto Oncoguia cita que 60% dos casos de câncer no Brasil só são descobertos em estágio avançado, com chances menores de sobrevivência.

Não há intenção política, ações suficientes para prevenir e nem orçamento para mudar essa realidade. A indústria farmacêutica poderosa tem outros interesses e muito poder.

Não há equipamentos e nem profissionais para essa demanda. Então, para que serve a lei, se ela por si só não vai criar uma nova realidade? E a realidade das mulheres do Brasil é essa.

Esse privilégio não é para todas. A glamourização do câncer de mama nas redes sociais aponta estes privilégios: tratamentos multidisciplinares, apoio total de suas redes pessoais e familiares, lindos lenços, maquiagens perfeitas, perucas importadas, sorrisos para foto.

Na contramão dessa realidade, está a maioria das mulheres brasileiras: elas não têm plano de saúde e dependem do SUS. Aliás, viva o SUS! Estamos vendo isso na pandemia. Exemplo de sistema de saúde.

Mas a estrutura não dá conta da demanda. Muitas mulheres foram diagnosticadas com câncer de mama e não conseguem marcar a cirurgia. Enquanto esperam, a doença diminui drasticamente suas chances de sobrevivência.

Após a cirurgia, seguirão aguardando em longas filas para o tratamento complementar, para receber as medicações. Não terão atendimento de suporte multidisciplinar. Terão que seguir dando conta da vida, da casa, dos filhos, e a licença do trabalho reduz seus ganhos. Mas as despesas com a doença, o medo e a dor só aumentam.

Em uma ponta da balança, mulheres sem privilégios e desassistidas pelo Estado; na outra ponta, mulheres privilegiadas.

Em que ponto dessa curva estamos? Como podemos diminuir a violência contra a mulher? O que cabe a mim e a você, que me lê agora?

Falar, dialogar, trazer esse assunto para a consciência de todas e todos. Não se conformar com essa realidade. Manter a sua indignação em foco, denunciar para gerar novos conhecimentos e revolucionar o sistema de dentro.

Das trocas do um a um, podemos criar novas realidades, que privilegiem todas as mulheres, além de pressionar o Estado pelos meios que sejam possíveis.

Devemos apoiar as causas femininas e feministas. Apoiar a rede feminina de combate ao câncer, a Associação de Apoio às Mulheres com Câncer (AMUC), o Centro de Pesquisas Oncológicas (CEPON), o Mama Solidária, todas as iniciativas que geram possibilidades de mudança. Não nos sentarmos na cadeira estofada da zona de conforto dos privilegiados.

Por favor, mulher, cuide-se e autoexamine-se. Não seja a mulher que dá conta de tudo, além da conta. Diga não à glamourização da sobrecarga feminina!

Seu corpo vai querer parar, e a doença, ou a morte, pode ser uma narrativa de paz, de descanso.

A doença pode ser encarada como um ponto de mutação, um marco em nossa biografia, que pode nos trazer mais clareza de propósito pelas grandes lutas pessoais e sociais. Se você está passando pela doença, se já passou, como eu, ou se perdeu alguém, que boa causa para lutarmos juntas, não?

Você aceita o convite?

SER SUA PRÓPRIA MÃE

*Texto original de 12 de maio de 2012,
republicado em 12 de outubro de 2020*

No meio da pandemia, no meio de tanto sofrimento, diante de um mundo tão inseguro e caótico, o que podemos fazer é cuidar de nós mesmos, do nosso mundo interno.

Sempre penso que um bom autocuidado começa quando cuidamos da nossa criança interna. Então, ofereço essa reflexão de 2012, mas tão importante e atual nestes tempos de pandemia.

Feliz dia da sua criança interna.

Ser sua própria mãe

> Em todo adulto espreita uma criança — uma criança eterna, algo que está sempre vindo a ser, que nunca está completo, e que solicita atenção e educação incessantes.
> **Carl Gustav Jung**

Na procura de algo que fizesse sentido, encontrei uma criança sentada em uma escada da vida. Rejeitada, abandonada no tempo, sem amor. Impedida de ser livre... Pareceu-me familiar.

Custo a reconhecer, mas, aos poucos, vou lembrando-me de quem é.

Como a abandonei? Quando? Como me esqueci dela por tanto tempo?

Quero dizer algo, fazer algo, mas permaneço imóvel. Não sei por onde, não sei se ainda vale a pena. Não sei como isso aconteceu, só sei que ela foi abandonada por mim.

Agora sei o porquê de tanta insatisfação, de tanta busca. Vivi esses anos todos sem a minha criança interior. Agora que a encontrei, o que dizer?

Ela, que costumava ser tão feliz, agora está assim, quase sem vida. Mas sobreviveu! Viveu sem amor, sem meu cuidado todo esse tempo. Viveu sem mãe. E eu mal consegui sobreviver.

Queria ser uma adulta com maturidade e busquei, durante a vida toda, algo que completasse minhas inquietações, tirasse a minha angústia, mas nada encontrei que preenchesse esse vazio em mim. Encontrei apenas distrações, que confundiram a busca do meu bem-estar no mundo. Agora tudo faz sentido, tudo se encaixa. Um adulto sem a criança interna é um adulto pela metade.

Neste instante, eu começo a sentir certa harmonia interna. Quantas vezes me perguntei o que me faria feliz, o que me faltava. Aproximo-me dela, meio constrangida, envergonhada, e digo:

"Está tudo bem. Sei que você está amedrontada e magoada, mas agora sou adulta e tomarei conta de você. Eu não sabia como fazer para manter você comigo e cedi demais aos meus nãos, à minha repressão. Eu não conseguia aceitar e cuidar de todos os meus personagens internos, principalmente daqueles que cometiam erros ou faziam bobagens, que me mostravam que eu não era perfeita. E eu queria muito ser.

Agora entendi. Você não precisa mais sentir medo. Vou protegê-la, serei uma mãe amorosa e sempre presente ao seu lado. Lamento não ter conversado com você todos esses anos e por sempre tê-la desprezado. Quero compensar o tempo que estivemos afastadas e resgatar juntas o que me fazia feliz na infância. Lembrar que os momentos mais felizes foram aqueles em que eu era aceita e amada pelo que era, os momentos de autenticidade em que sabia ser íntima da minha criança. Como adulta, não conseguia mais ser íntima de ninguém, porque não sabia ser íntima de mim.

Agora, serei o melhor que puder; minha melhor mãe de mim."

DIA DA CRIANÇA
12 de outubro de 2020

Minha menina de seis anos pediu para passear, mas não dá. Talvez uma voltinha de carro depois do almoço já ajuda. No entanto, temos uma vizinha do prédio com covid, e o medo de usar o elevador restringe as saídas.

As famílias com crianças estão em sofrimento devido ao distanciamento social: aulas online, prejuízo pedagógico, estresse familiar, é o que venho acompanhando. Não está fácil para ninguém.

Eu, para aliviar a tensão, venho para cá escrever, imaginar diálogos, imaginar minha vida no futuro. Alguns novos planos estão se aproximando.

Então, hoje, tive um encontro com ela: minha personagem Criança Interior, que me fez umas perguntas interessantes. Ela me questionou sobre o que eu fiz com as coisas que ela mais gostava de fazer e se eu, como adulta, sigo fazendo o que me faz muito feliz.

Fui questionada sobre muitas coisas:

"Você ainda sobe naquela árvore do jambo e fica imaginando histórias?"

Sim, muito... mas na imaginação. Imagino que estou lá em cima da árvore, vendo nuvens. Aí eu escrevo histórias e publico para inspirar pessoas.

"E escutar as conversas dos adultos, principalmente as proibidas da ditadura?"

Adoro. Converso e escuto muito as ideias das pessoas (autores) em seus livros. Gosto tanto de escutar histórias, conversar, que virei terapeuta. Escuto histórias o dia todo.

"E sobre as histórias do pai, que protegia perseguidos políticos? Isso me marcou muito."

Sou bem ligada nas injustiças do mundo. A gente chama isso de ativismo social. Eu faço parte de uma ONG, sigo tentando ajudar as pessoas.

"E brincar de casinha, arrumar os móveis, que era a melhor parte? E as minhas bonecas?"

Sim! Amo decoração, que é arrumar os móveis. E brinquei muito com meus dois bebês. Hoje continuo os acompanhando, na vida adulta. Ah! E o Momo está aqui comigo.

"O meu Momo?! Eu queria dizer 'é meu', e saía 'Momo', daí ficou o nome dele."

Sim, esse mesmo. O primeiro bonequinho.

"E brincar com os carrinhos do meu irmão, que eu adorava?"

Sim. Adoro meu carrinho de verdade e gosto muito de uma estrada para dirigir. Já fiz rally e tudo, que é brincar de corrida de carrinho, na lama.

"Ohhh! Que legal que você ainda brinca dessas coisas! E as brigas com o pai para fazer as coisas que só os meninos podiam lá em casa?"

Foi bom isso, né?

"Você conseguiu ir ao jogo de futebol que era só para os homens."

E isso me fez nunca recuar quando a regra do mundo proibia algo por eu ser mulher. E sermos em cinco mulheres em casa sempre me aproximou muito do mundo das mulheres. Hoje, no meu trabalho, somos muitas, a maioria mulheres. Amo.

"E ainda come chocolate e bala escondida da mãe e do pai?"

Bom… era bem divertido encontrar os esconderijos, que mudavam de lugar, né? Ainda adoro umas besteirinhas, chocolate, então… Mas hoje tenho que esconder de mim mesma.

"E seu quintal tem gabiroba, jambo-rosa e amarelo, araçá, goiaba, pera, banana e pitanga, né? Porque o quintal é o melhor lugar da casa e eu adoro ficar lá."

Ohhh. Não. Isso ainda estou me devendo. Mas prometo pensar nesse projeto fortemente.

"Poxa. Era o melhor lugar. E o meu problema de não gostar da escola, não prestar atenção no que não me interessava, me prejudicou muito?"

Não. O problema não era você, mas o tipo de escola. Hoje, atendo muitas crianças criativas que não gostam da escola tradicional também. Pouca coisa mudou, mas está melhorando.

"Ufa. Fico mais aliviada de saber. Ganhei tanta bronca das professoras… Tem coisas que me deixam muito triste. Queria saber se vai passar."

Pode perguntar.

"Eu consegui parar de fazer xixi na cama? Eu fico triste com isso."

Sim. Tudo tem seu tempo e as coisas foram sempre se organizando para melhor.

"Obrigada por me contar", a menina fala com um tom de alívio. "Queria fazer uma última pergunta; a pior pergunta… E o pai? Tenho medo de que ele morra. Isso me deixa muito agoniada."

Sim. Foi bem difícil durante todos esses anos de infância, com esse medo e ele tão doente. Mas ele viveu até eu ter 26 anos. Ele me ajudou, apoiou muito no início da vida adulta. Um superpai para todos nós.

Ela suspira e seus olhinhos se enchem de lágrimas.

"Tchau, vou brincar."

E sai correndo. Mas, de repente, volta às pressas.

"Ei, pera, pera. Tem mais uma aflição em mim. Posso fazer só mais uma última pergunta, só uma?"

Pode, claro. Todas que quiser.

"Eu vou ganhar uma irmã ou um irmão daqui a uns dias, e todos falam que eu vou para o canto, que não vão gostar mais de mim. O que vai ser de mim?"

Isso foi muito cruel com você. Não era verdade. Foi bullying.

"Bullying?"

Sim, bullying. Brincadeiras maldosas que machucam muito. Olha, deixa eu contar algo muito bom: tem amor para todos. E vai ser uma menina. Pode acreditar, ela vai crescer logo, logo, e vai ser a sua melhor amiga na vida.

Ela sorriu, me deu um abraço demorado e voltou, aliviada, para brincar. Que delícia de conversa!

E como seria com você? O que a sua Criança Interior lhe perguntaria? Suas alegrias da infância estão presentes na sua vida adulta? Tire um tempo para si e faça as suas perguntas.

VIVER COM CULPA
22 de outubro de 2020

A Culpa é a dor e a distância entre o que nós fomos e a narrativa opressora de como deveríamos ter sido.

Dentro de nosso self há um eterno julgamento, uma ruptura: de um lado, a pessoa real, imperfeita, errada, ruim; do outro, a pessoa idealizada, boa, perfeitamente certa. Então, seguiremos buscando a ausência de erro (perfeição) como tentativa de aliviar essa tensão.

Aprendemos essa lição desde cedo, pelas regras da cultura em que vivemos e monitorada no nosso self pelo personagem Voz da Cultura. Quanto maior for nossa expectativa e exigência a respeito do nosso desempenho de como deve ser a nossa vida, maior será o nosso sentimento de culpa.

Quando tentamos cumprir as nossas idealizações infantis, ingênuas e não atualizadas de perfeição, estamos autorizando a opressão do personagem interno responsável por manter a Voz da Cultura no nosso self (chamo o meu de General). O General vai usar suas estratégias de opressão, gerando culpa, para que a missão se cumpra.

Contudo, a Culpa não possibilita crescimento; ela nos incapacita de lidar com o erro. Gera uma lamentação interior por aquilo que já ocorreu, em vez de olhar para novas possibilidades.

A culpa vem por sermos imperfeitos, por não sermos infalíveis. Carrega um profundo sentimento de onipotência e frustração, um autodesprezo, um desrespeito pela natureza humana, nos seus limites e na sua vulnerabilidade.

A culpa é uma cobrança de nós mesmos por não termos atendido à expectativa da cultura, vinda pela voz de alguém que amamos, a nosso respeito. Ela nos empurra para o contato direto com nossa humanidade, em um doloroso confronto com nossas mais remotas e ingênuas intenções perfeccionistas.

Viver com culpa é acreditar:

- Na crença da perfeição

A expectativa perfeccionista da vida é uma construção da nossa idealização, é um conceito alienado de que é possível viver sem cometer erros.

Quanto maior for a distância entre a realidade objetiva e as nossas idealizações, maior a culpa; quanto maior a culpa, maior será o nosso esforço na vida, e maior a nossa frustração.

Se não aprendermos que perfeição não existe, continuaremos a torturar-nos e a punir os outros por não corresponderem a um ideal perfeccionista do qual não queremos abrir mão.

- Na crença de que é errado errar

A culpa não decorre do erro, mas da nossa narrativa diante do erro. Ela vem das culturas de violência.

Nossa cultura é violenta, punitiva. Havendo erro, deve haver castigo e culpa.

Ao acreditarmos nessa crença, criamos um estado de tensão permanente: vamos passar a vida inteira tentando não errar para não sentirmos culpa. Ou então passaremos a vida inteira nos sentindo culpados porque erramos.

Não é possível não errar: o erro é inerente à natureza humana. Só crescemos por meio do erro.

Na perfeição humana, a imperfeição está incluída.

- Na crença de que culpa e erro caminham juntos

Uma coisa é o erro; outra coisa é a culpa.

O que chamamos de erro é sair fora do script de uma verdade que é uma construção social. O que pode ser errado hoje, amanhã pode não ser. O que pode ser errado num contexto, em outro pode não ser.

- Na crença de que, para assumir um erro, precisa sentir culpa Assumir o erro é aceitar que erramos e nos responsabilizamos pelo que fizemos ou deixamos de fazer. Quando cometemos um erro, acontece o encontro com o imprevisível, o inesperado.

Se tudo acontecer como planejamos, jamais experimentaremos o novo, não ampliaremos nossa criatividade e nosso potencial. A vida seria uma repetição de caminhos conhecidos já vividos e explorados.

VIVER SEM CULPA
23 de outubro de 2020

Viver sem culpa é escolher viver com responsabilidade.

Como adultos, buscamos o autoamor e a aceitação de quem somos e podemos eternamente nos tornar. Ao transformar nosso personagem General em guarda-costas do nosso bem-estar, avançamos em relação a esse exercício de liberdade interior, construindo e ressignificando a dualidade polarizada certo/errado, erro/culpa.

Viver sem culpa é transformar a vergonha do erro em autoaceitação; é o espaço entre o errar e o tentar novamente, entre a queda e o levantar, para continuar o que estávamos fazendo.

É aceitar nossa imperfeição, nossa própria humanidade, nossas limitações. Aceitar que não somos onipotentes, nem onipresentes. Aceitar nossa singularidade.

Cada um de nós sabe o que precisa aceitar em si; no exercício da autoaceitação, a aceitação dos outros vem como uma consequência gentil. Devemos olhar para esse aprendizado como um encontro corajoso e amoroso com a realidade.

A autoaceitação é um sim à nossa natureza humana múltipla, às nossas várias vozes internas e ao diálogo gentil, colaborativo e transformador entre elas.

Viver sem culpa é uma prática pacifista!

CAÇA ÀS BRUXAS

31 de outubro de 2020

A voz da indignação está no protagonismo do meu self. São tantos absurdos que nos rodeiam, desinformação, negacionismo, sofrimento, que, aproveitando o Dia das Bruxas, resolvi escrever sobre o tema dos absurdos históricos.

Você sabia que a mulher moderna é uma construção social que iniciou com a "Caça às Bruxas"? Que dívida histórica. Muitos homens historiadores e pensadores se calaram diante desse episódio.

Em que contexto essa barbárie foi permitida? A quem interessava e ainda interessa o adestramento da mulher? Como se construiu um imaginário, uma crença, e se fez sustentar por quatrocentos anos?

Pois é. Elas não voavam, não tinham pacto com o diabo, nem faziam feitiçarias e orgias amaldiçoadas.

Quantas crenças sociais, imaginários, verdades construídas com interesses de minorias manipulam a gente todo dia? A história está aí para nos lembrar e evitar repetições.

Mas será que o povo tem memória? O que vão contar, no futuro, sobre a pandemia?

"Nem foi tanto sofrimento assim."

"Morreram porque tinham que morrer mesmo."

Caramba. Espero que a gente lembre o que está vivendo.

Bom, e as bruxas? Quem eram elas, e o que fizeram de grave?

Elas eram mulheres que viviam, produziam e cuidavam dos filhos em comunidade, em atividade comunal. Conheciam o poder curativo das ervas, faziam poções para curar enfermidades. Tinham saberes sobre métodos contraceptivos e eram responsáveis pelos partos. Gerenciavam suas casas, confeccionavam suas roupas e seus bordados.

Juntamente com seus parceiros, produziam os alimentos na lavoura e cuidavam das finanças da família. Viviam com liberdade e autonomia, com soberania sobre seus corpos e sua energia sexual.

Usufruíram com liberdade da força de sua sexualidade, mas não existiam as noitadas, os banquetes de orgias com Satã.

Logicamente, elas precisavam ter grandes panelas para alimentar suas famílias (o famoso "caldeirão de bruxa"), e vassouras de espiga de milho para varrer a casa ("vassoura voadora").

Sim, fazer poções com ervas curativas era trivial ("magia"), como até hoje é em diversas comunidades, e o conhecimento era passado para as filhas, sobrinhas, amigas ("reuniões de grupo para maldições").

Não usavam, necessariamente, chapéus pontudos, nem saíam voando nas sextas-feiras de lua cheia.

Os partos dos bebês aconteciam só na presença das mulheres e de seus saberes. Era um momento feminino. Elas não esquartejavam os recém-nascidos para rituais satânicos, mas sim usavam seus conhecimentos para a condução de partos, a cura de doenças e epidemias nos seus povoados. Isso acabou despertando o desagrado da instituição médica masculina em ascensão.

Esses elementos cotidianos das mulheres camponesas da Idade Média foram demonizados a serviço da construção de um imaginário sobre bruxas. Assim se dá a construção de crenças sociais que aos poucos vamos internalizando como verdade, submetendo-nos a elas, muitas vezes sem nenhuma coerência ou sentido.

A Igreja e o Estado se uniram para controlar a mulher, sua liberdade e sexualidade. A "Caça às Bruxas" foi, sem dúvida, um processo bem-organizado, financiado e realizado conjuntamente pela Igreja e pelo Estado — e isso perdura até hoje.

Com a ascensão da Igreja Católica, o patriarcado imperou. Nesse contexto, tudo o que a mulher tentava realizar, por conta própria, era visto como uma imoralidade.

Essa construção, pautada no tom de desconfiança dos saberes das mulheres, na demonização e criminalização de suas vidas cotidianas, na condenação pública, causou muito medo e culpa, fortes dispositivos de controle, intensificados com as cenas máximas de violência e barbárie: mulheres queimadas na fogueira, em praça pública.

Esses foram dispositivos sociais usados para adestrar e submeter as mulheres aos interesses econômicos da época e reprimir a sua sexualidade. A Caça às Bruxas foi um capítulo obscuro na transição do mundo medieval para o período moderno, um processo histórico vergonhoso.

A crença na bruxaria desencadeou uma das perseguições mais brutais que o mundo já viu. Por quatrocentos anos, o Estado e as autoridades religiosas da Europa prenderam, torturaram e mataram cerca de nove milhões de mulheres, um verdadeiro genocídio contra o sexo feminino.

Para manter o poder do Estado e da Igreja, mulheres que ousavam manifestar seus conhecimentos médicos, políticos ou religiosos foram acusadas e punidas.

As acusações:

- praticar crimes sexuais contra os homens, através de um "pacto com o demônio";
- culpadas por se organizarem em grupos — geralmente se reuniam para trocar conhecimentos sobre ervas medicinais, conversar sobre problemas ou notícias;
- terem "poderes mágicos", que provocavam problemas de saúde na população, problemas espirituais e catástrofes naturais, que acabavam por levá-las à fogueira.

Por trás de um processo histórico obscuro, existem razões e intenções econômicas, sociais e políticas. Não somente religiosas: o que era comunal virou privado, o processo violento de usurpação e acumulação de riqueza pela classe burguesa antes do início do capitalismo.

Era necessário fragilizar a imagem das mulheres para abafar a revolta dos camponeses contra a instalação do capitalismo, tirar a produção comunal das mulheres. A casa precisava ser somente para reprodução e cuidado. A produção de roupas, bordados e alimentos precisava ficar na mão dos produtores capitalistas, bem como o excedente. As empresas produziam em escala maior e vendiam para o proletariado: maior valor ao que era industrializado do que o que era feito manualmente.

A autonomia das mulheres começa a ser desconstruída pela ideia de que isso diminuía os homens. Seus domínios e saberes foram criminalizados e demonizados.

O controle da sexualidade feminina foi determinante e central: mulheres foram responsabilizadas por tornarem os homens impotentes. A crença de que as bruxas estavam escravizando os homens dominou homens e mulheres e implantou desconfiança e medo nas relações conjugais, além de transformar sexualidade em trabalho: prostituição e casamento.

O adestramento aconteceu para homens e mulheres, mas de forma diferente. Homens perderam suas propriedades comunais, mas, em troca, foram apoiados a usar o corpo da mulher e oprimi-la.

O capitalismo desqualifica e demoniza até hoje as mulheres. O feminismo busca resgatar a imagem das mulheres bruxas em nossa história, tanto nos aspectos religiosos como políticos e sociais que envolveram a "Caça às Bruxas" na Idade Média.

As mulheres, através dos conhecimentos medicinais e sua atuação em suas comunidades, exerciam um contrapoder, dificultando a implantação do patriarcado e, principalmente, questionando o poder da Igreja. Elas foram as grandes vítimas do patriarcado.

Hoje, elas ainda continuam sendo discriminadas e duramente criticadas por lutarem pela igualdade de gênero e pela divisão do poder social e econômico, que ainda é predominantemente masculino, continuando assim vítimas do capitalismo e do patriarcado.

Por isso, as bruxas representam, para o movimento feminista, resistência, força, coragem na busca de novos horizontes de liberdade.

A última fogueira foi acesa em 1782, na Suíça. No entanto, a lei da Igreja Católica que fundou os Tribunais da Inquisição permaneceu em vigor até meados do século XX.

Será que ainda somos caçadas?

OBJETIFICAÇÃO DO CORPO DA MULHER

2 de novembro de 2020

Não imaginava que deixar os cabelos naturais iria render tanta crítica.

Eu estou experimentando a mim mesma, mas frequentemente me espanto com o que escuto. Recebo elogios de uns, espanto de outros e críticas pesadas. Escutei que deveria voltar a pintar, que estava com cara de velha, feia, sem vaidade, relaxada, deprimente.

Opa! Só mudou a cor: eu não mudei. Eu sou a mesma de sempre. Se fosse ruivo ou rosa, a reação seria a mesma? Uma mulher é desconsiderada em relação ao seu próprio corpo na nossa cultura patriarcal machista.

Quando penso no lugar da mulher na cultura dos dias de hoje, ainda vejo muito caminho a ser percorrido. Algumas vezes, me espanto; outras, tento compreender a insistência em tentar colocar-me de volta na caixa da tirania estética social.

Por mais que as mulheres tenham alcançado vários direitos e independência financeira, um algoz permanece: os padrões estéticos tiranos, em forma de objetificação do corpo feminino. É como se a aparência da mulher importasse mais do que todos os outros aspectos que a definem como indivíduo.

No cotidiano, em ambientes íntimos, familiares, profissionais, somos hostilizadas pelo nosso peso, altura, cor, depilação, formato do corpo etc. A definição cruel do que é bom e belo ou ruim e excludente no julgamento inicial da aparência deprecia mulheres que não atendem a esses padrões.

No meu caso, dentro desses conceitos, a cor do cabelo grisalho representa descuido — o mesmo aspecto que para os homens é considerado charme. Muitas mulheres, em sofrimento emocional ou social, tendem a depreciar-se por não se encaixarem nos padrões estéticos estabelecidos pela sociedade, e seguem depreciando outras mulheres, em julgamentos nocivos, mantendo o preconceito vivo.

Com a voz internalizada da cultura, a mulher não se verá com estima, como uma pessoa plena, capaz, o que exigirá esforço para se engajar criticamente nos diálogos e combater as desigualdades de gênero que geram esse mal-estar, tanto no seu mundo interno como no contexto social.

Mas o problema são as características de uma mulher ou a cultura? Identificar, explicar e desconstruir esses estereótipos são ações necessárias no ativismo social; é nosso direito e obrigação.

Somos singulares e únicas, livres e donas dos nossos corpos, contornos e tons.

Faça valer a sua autenticidade!

O MUNDO PÓS-PANDEMIA

7 de novembro de 2020

A ciência em colaboração está a serviço do mundo: já se fala em vacina em tempo recorde. A esperança é de que, com a ampliação da vacinação, a covid-19 possa ser finalmente controlada.

Será que já podemos falar do mundo pós-pandemia? Quero, sim, pensar nesse depois, isso me alimenta de esperança.

Penso que não voltaremos à vida como era antes, que o mundo não será mais o mesmo. Também não seremos os mesmos de antes. Será? Ou logo esqueceremos os aprendizados que vivenciamos no isolamento e aos poucos voltaremos a rodar na velha cultura capitalista e de consumo?

Agora, por exemplo, eu nem preciso de carro. E depois? Vou voltar a querer um carro daquele modelo da moda?

Muito se fala sobre "novo normal", mas não temos ideia de como ele será. Não sei o que virá, mas sei um pouco de mim. Sei que sou otimista e tenho fé nas pessoas, na humanidade. Inspiram-me os processos históricos e as mudanças sociais, as manifestações pelo respeito às singularidades, pelo fim dos preconceitos que estamos vendo crescer em todas as áreas.

Também não acredito nas grandes revoluções, nas rupturas que, em nome da aceleração dos processos, atropelam as culturas. Sou paciente, não tenho pressa dos processos e tenho fé neles.

Gosto das micropráticas de transformação — o caminho mais lento e de resultados mais duradouros, em que cada um pode se comprometer, dentro de suas práticas cotidianas, a iniciar uma diferença no mundo em que vivemos.

Alguns atos e conexões me inspiram a acreditar que não voltaremos ao mesmo nível de desconhecimento e ações anteriores. O que vejo por aí que me deixa com esperança:

- valor maior dado para a ciência e a informação fundamentada;
- passamos a considerar heróis os profissionais da saúde, e não mais os soldados de guerra. Profissionais da saúde salvam vidas; soldados matam pessoas;
- os investimentos pessoais mais buscados são na saúde e no conhecimento;
- desaceleramos: menos gastos, menos excessos;
- mais autonomia na lida doméstica de alimentação e manutenção das nossas casas;
- o trabalho não é mais preferencialmente presencial. Em poucos dias, essa realidade mudou. Foco no trabalho remoto;
- redução de custo, de deslocamento, de transporte público, maior produtividade;
- menos gente circulando, menos poluição. A natureza agradece, mostrando sinais de recuperação;
- as pessoas e as empresas se destacam por suas ações solidárias durante a crise, criando exemplos e boas memórias na coletividade;
- visibilidade para os invisíveis: um quarto dos brasileiros ganha menos que meio salário mínimo, o país das grandes desigualdades olhou para essa realidade;
- nunca se doou tanto. Recorde histórico de doação no Brasil: mais de R$3,2 bilhões;
- entendemos finalmente que ou saímos todos juntos ou ninguém sai desta crise nacional, mundial;
- prosperidade real é prosperar junto;
- a população entendeu que o SUS tem seu valor, é importante;
- também percebeu que o governo tem obrigações com os menos favorecidos e não está fazendo sua parte. Será cobrado;

- a sociedade notou que o homem não é Deus — só faz parte do ecossistema, não reina soberano sobre nada. Não venceu um vírus.

O LEGADO DA PANDEMIA É A COLABORAÇÃO

Diante de um inimigo comum global, estamos oferecendo empatia, amor, compaixão por meio de iniciativas sociais de todos os tipos, desde olhar para os nossos vizinhos com solidariedade até entretenimento e cursos gratuitos doados por empresas engajadas, para estimular o #ficaemcasa para quem puder ficar.

O legado da pandemia é a percepção do que é essencial: abundância é mais do que precisamos; escassez é menos do que precisamos. Entre esses dois conceitos, existe o suficiente, o essencial, o que precisamos e nada mais.

O resultado dessas mudanças sociais que queremos ver no mundo futuro vai depender de nossa capacidade de reflexão e compreensão dos acontecimentos, dos posicionamentos da sociedade civil, das atitudes socialmente responsáveis das empresas e, claro, dos caminhos adotados pelos governantes eleitos pelo povo. Enfim, vai depender de cada um de nós.

Por onde começar? Por si mesmo e seus pares.

Reflita sobre o que estão vivendo e como respondem à restrição da liberdade.

Pergunte-se: de que forma posso me comprometer com o coletivo, ajudando a diminuir as desigualdades sociais para todos? Do que estou gostando e o que quero manter? Do que estou sentindo falta e o que quero valorizar mais quando a vida voltar à "normalidade"?

Identifique em suas respostas o que reconhece como essencial e suficiente para agora. Perceba se essas respostas mudarão ou não à medida que a economia se reaquece, o consumo se estabelece, a sociedade capitalista define o jogo competitivo do poder.

Se você for capturado pelo sistema, respire fundo e investigue suas velhas, programadas e aprisionantes respostas. Talvez você encontre em seus mundos internos o personagem Jovem Imaturo buscando a afirmação externa para se sentir com importância. Acolha-o e converse com ele.

Pergunte-se a qual tipo de mundo social você deseja pertencer. Inicie suas transformações no presente. Você é merecedor de uma vida livre de manipulações.

Isso se chama *exercício de liberdade*!

CRÔNICA DE NATAL
19 de dezembro de 2020

O ano de 2020 está acabando. Que ano!
Onde estávamos em março de 2020? Quais eram os nossos planos para o restante do ano?

O que eu vivi... Eu me senti em estado de guerra, com muito trabalho.

Trabalhei muito neste ano: realizei mais de oitocentos atendimentos entre clientes da ONG e particulares, gratuitos e pagos. Isso significa, para mim, mais do que o dobro dos anos anteriores. Na ONG ASSIM, foram realizados 30.600 atendimentos, muitos deles gratuitos. Somos mais de trinta terapeutas.

Eu senti, neste ano, um forte chamado para estar disponível e acolher as dores emocionais das pessoas. E foi o que eu fiz: eu me dediquei muito — e sobrevivi. Estou aqui, no final do ano, com saúde e gratidão.

O que você viveu neste ano?

Cada um teve o ano que foi possível para si, dentro de seus limites, possibilidades, potencialidades, dificuldades. Cada um viu aflorar o seu padrão emocional neste contexto de estresse de pandemia. Vamos cuidar para não julgar, não se comparar.

A pandemia funcionou com uma lente de aumento para aquilo que cada um tem de melhor e de pior. Uns cresceram e foram além; mudaram conceitos, hábitos de consumo, de consciência coletiva, consciência social. Viveram em solidariedade, ajudando uns aos outros.

Em outros, aumentou o medo, a raiva, a dor, o egoísmo. Outros, ainda, negaram este contexto, politizaram a saúde pública. Não evitaram se contagiar, nem contagiar o outro.

Vale lembrar que todos estamos no mesmo mar, mas não na mesma qualidade dos barcos.

A gente viu também pessoas que tiraram vantagem da tragédia, a ganância, o individualismo e a corrupção eclodirem, o lado lodoso das pessoas aparecer na pandemia. Eu não consigo não me indignar com isso.

Muitos também adoeceram; muitos perderam seus entes queridos. Um grande luto sem espaço emocional para senti-lo.

Muitos perderam muitas pessoas: mais de 180 mil hoje.

Ao que assistimos? O que esperávamos? O que nos decepcionou nas pessoas, neste contexto?

Quem chegou até aqui chegou com marcas; sobreviveu, mas não foi fácil. Mas agora é final de ano; o Natal se aproxima. Enfim, este ano doido está acabando.

A ciência e a informação fundamentada consolidaram seu lugar, trabalhando em colaboração. Dizem que a vacina está chegando para nós — já chegou em outras partes do mundo. Aliás, a primeira dose de vacina no mundo foi aplicada em 8 de dezembro de 2020. Mas nós temos pressa — essa é a esperança.

Sim, eu queria falar de esperança, aquela que nos nutre. Falar de esperança é uma ação, e toda ação é uma ação política.

Por quê?

Porque ela defende um ideal. Como nossas ações, a minha, a sua, podem influenciar o mundo para gerar esperança neste contexto e no pós-pandemia?

Nenhuma calamidade até então tinha alterado ao mesmo tempo os aspectos sociais, econômicos e ambientais — os três pilares do desenvolvimento sustentável em escala global. Isso foi muito difícil.

Você aprendeu o que é suficiente e o que é essencial para você neste ano?

Vai depender de cada um de nós, de sermos éticos e responsáveis mesmo quando o outro — o amigo, o governo — não faz a sua parte, e de não abrirmos mão de fazer o que nos cabe. O governo, aliás, será cobrado pela sua falta de ação aos menos favorecidos.

Precisamos agir de dentro do sistema, no nosso cotidiano, e influenciar no um a um. Seguir de conversa em conversa, inspirando ações solidárias, transformando o mundo pelas pequenas ações pacifistas, democráticas.

Precisamos pensar no coletivo: prosperidade real é prosperar junto. A gente pertence à nossa pátria terrena, o mundo.

Manter esse sentimento de interconexão é necessário para criar mais civilidade, mais respeito pelas diferenças, sejam elas de raça, credo, diferentes formas de vida, em questões de sustentabilidade, ecologia, no âmago das relações humanas.

Manter o compromisso com a cidadania pode permitir chegar à segunda onda da globalização, que é a globalização humanizada. O sistema capitalista, competitivo, vai na contramão dessa onda, por isso precisamos estar juntos e colaborar para essa mudança.

Que todos tenhamos o melhor Natal possível.

Aguente firme; mantenha o distanciamento social. Não aumente o risco de contágio.

É por você e por seus familiares, por seus amigos, pelas pessoas que você ama, que precisamos manter o distanciamento. Depois, a gente recupera as confraternizações que a gente não realizou este ano.

Que todos tenham o melhor 2021 possível!

MARÇO DE 2021

28 de março de 2021

Já estamos em março de 2021 e ainda seguimos em distanciamento social. Faz três meses que não venho aqui escrever algo, refletir.

Muitas coisas aconteceram; estou cansada da pandemia. Cansada do negacionismo, do individualismo das pessoas, de familiares, amigos, profissionais.

A polarização está estabelecida: ou é ou não é. São tantas nuances entre esses dois lados, mas não há espaço para conversar. As pessoas estão pensando somente dentro de suas bolhas, rompendo vínculos e desrespeitando singularidades.

As festas de final de ano, o verão, a cidade cheia de turistas, o descaso do governo federal, tudo isso fez muita gente quebrar o distanciamento e se aglomerar, o que aumentou drasticamente a curva de contaminados e mortos pelo vírus. Por conta disso, janeiro foi um mês difícil.

Por aqui, não tem mais leitos nas UTIs. A notícia do colapso no sistema de saúde de Manaus por falta de fornecimento de oxigênio e o presidente fazendo chacota, imitando a falta de ar das pessoas, aumentaram minha indignação e meu desgaste. Dezenas de pessoas morreram sem oxigênio em Manaus; isso é muito grave.

Também em janeiro, iniciou-se a vacinação no Brasil: aos poucos, ela está chegando. Em outras partes do mundo, havia começado em dezembro de 2020, mas, por aqui, o negacionismo do governo está dificultando o processo.

Nesse descaso, quando a população terá acesso à vacina? Tem gente morrendo enquanto isso — pessoas que podiam estar sendo salvas.

É difícil administrar todas essas informações. Aos poucos, fui afastando-me das notícias, das redes sociais, tentando proteger-me do desgaste.

Desde que entreguei a casa da clínica, vinha procurando um terreno mais afastado para, no futuro, podermos voltar a ter uma sede. Em dezembro, na véspera do Natal, concretizou-se a compra.

Foi meio rápido, muitas surpresas no processo. Em um primeiro momento não me agradou muito, mas depois entendi que era ali mesmo. Sabia que o terreno me daria bastante trabalho, mas ele veio para mudar totalmente o meu cotidiano e foco. Foi um presente que exigirá mudanças radicais de toda a família — e todos aceitaram o desafio.

É um sítio, em Ratones, uma zona rural. Isso significa mato, umidade, muitas frutas, paisagem linda, tucanos, macacos, aranhas, cobras, enfim... outro mundo.

Eu, que sou — ou era — tão urbana, topei o desafio da mudança. Vou morar em um sistema de vila, com meus filhos. Cada um com sua casa, privacidade e individualidade, mas juntos. Um presente da vida para mim, inesperado e maravilhoso.

Nesse sítio, haverá quatro casas: as casas dos meus filhos e nora, uma casa-sede para a ONG ASSIM e a minha casa. Eu gosto de obra e já percebi que ficarei à frente de todo o projeto — sem falar que serão quatro mudanças, quatro apartamentos que serão desocupados.

Bruno e Eve já se mudaram. Daqui a uns meses, é o Pedro, e até novembro vou também. Estou preocupada e ocupada com todo o processo, mas feliz e empolgada com tanta movimentação; estava precisando disso. Será um grande desafio.

Agora, minha rotina é ficar na estrada. Dois dias da semana em Ratones, para acompanhar as obras, e cinco dias em casa, no centro de Florianópolis, trabalhando.

Sinto falta de não poder compartilhar pessoalmente esse sentimento e celebrar este momento com amigos, família, equipe, mostrar o sítio, nem poder fazer atendimentos presenciais, porque nada mudou de março de 2020 a março de 2021, em termos de pandemia.

Lembro-me da minha ilusão, em março do ano passado, de que a pandemia duraria pouco tempo e que em julho, no mais tardar agosto ou setembro, estaríamos no presencial novamente. Por motivos conhecidos, tudo piorou e estamos em distanciamento social, sem previsão de volta.

Continuo trabalhando muito; tudo e todos online. A ONG ASSIM continua acolhendo cada vez mais pessoas em sofrimento emocional.

No dia 23 de março de 2021, este foi o quadro: trezentas pessoas buscaram atendimento na Assim, após um apelo para que as pessoas não sofressem sozinhas e pedissem nossa ajuda. Acolhemos todas em atendimentos individuais e grupais.

Sempre me pego pensando sobre o individualismo e o "ser com o outro". Tanta ganância e egoísmo de uns, que não entenderam ainda que precisamos sair todos juntos disto, ou não sairemos.

O que resta é a vacina. Vamos fazer a vacina! Essa é a campanha do momento, porque tem muita gente se negando a tomá-la.

A boa notícia é que tomei a primeira dose em 2 de março de 2021. Como profissional da saúde, pela idade acima de 60 anos, fui parte do grupo prioritário. Tomei e nem conseguia dirigir de volta para casa, de emoção.

Um ano de tanta tensão, sofrimento, cuidado, isolamento, e agora estou me sentindo mais protegida desta ameaça. Não peguei covid e agora não terei mais tanto risco de complicações, caso seja contaminada.

Vontade de celebrar, comemorar, mas todos ao meu redor ainda não tomaram, nem família, nem amigos. Não consigo comemorar sozinha. Felicidade, prosperidade real é prosperar com o outro. Não somos ilhas, somos seres sociais e precisamos do outro para sermos.

Não existe a dor ou a felicidade individual: todos estamos conectados. Tudo e todos se interligam em uma complexidade maior, em que o negacionismo e o egoísmo não se sustentam.

Esta é a lição que estamos tentando viver nesse um ano de pandemia: quando uma causa é social, ou mudamos todos juntos, ou nada muda.

A pandemia funciona como uma lente de aumento para os recursos internos de cada um, acionada pelo personagem Medo. Você, com medo, o que pensa? "Vamos todos juntos" ou "Salve-se quem puder"?

MÊS DA MULHER

Já que março é o mês da luta das mulheres, outro exemplo que podemos abordar em termos de coletividade é como me sinto sendo mulher. Eu, particularmente, me sinto dona da minha vida, das minhas escolhas e jornada. Quase nada me simplifica ou restringe por eu ser mulher.

No entanto, isso não me faz feliz na condição de mulher, porque é um aspecto individual, um privilégio, e eu consigo enxergar fora da minha bolha. Não corresponde à realidade de muitas outras mulheres do nosso estado, do nosso país.

No último ano, houve um aumento de 40% na violência contra a mulher, pelo simples fato de ser mulher. Assim como no exemplo da covid-19, uma mulher que é desrespeitada, desvalorizada, abusada, violentada coloca todas nós, mulheres, em risco.

O risco é justamente ser mulher em muitas situações cotidianas e de trabalho, num mundo perpetuado pela cultura machista. Com certeza, você já deixou de fazer algo ou faz com medo, por ser mulher.

Todos nós podemos transformar o mundo pela reflexão e conhecimento. Somos todos interligados no coletivo e teremos força de transformação quando contribuirmos para o bem-estar do processo relacional, que inicia e se propaga no um a um.

Sim, eu sou feminista e convido todos a estudar, conhecer essa filosofia que propõe a equidade de gênero. Se não fosse o movimento feminista, você, mulher, ainda estaria se casando sem poder escolher, não teria o direito de negar sexo, evitar filhos, e trabalhar fora ainda seria um absurdo.

Por isso, vale repetir: quando uma causa é social, ou mudamos todos juntos, ou nada muda. Uma lição que parece difícil de ser aprendida.

A visão polarizada sobre a pandemia, sobre a política, sobre como homens e mulheres devem viver na nossa cultura está dificultando as relações e transformações. Ela faz diminuirem as aprendizagens e mudanças que poderíamos vivenciar como seres humanos.

O que sua lente de aumento está mostrando, nesta pandemia, sobre si mesmo?

CIRCO DE HORRORES

26 de outubro de 2021

Frases do presidente da República, à época, Jair Messias Bolsonaro, no primeiro ano da pandemia de covid-19:

9 de março de 2020
"Está superdimensionado o poder destruidor deste vírus. Talvez esteja sendo potencializado até por questões econômicas", disse o presidente durante viagem aos Estados Unidos.

20 de março de 2020
"Não vai ser uma gripezinha que vai me derrubar depois de ter sido esfaqueado em 2018."
Era o início da pandemia no Brasil e já havia onze mortes.

26 de março de 2020
"Brasileiro pula em esgoto e não acontece nada."
O Brasil tinha 77 mortes, e o presidente Bolsonaro disse que o brasileiro precisa ser "estudado", porque é capaz de pular no esgoto sem que nada aconteça com ele. Tal declaração foi dada ao ser perguntado se o Brasil não corria o risco de ficar igual aos Estados Unidos, que na época somavam 82 mil casos da doença.

20 de abril de 2020
"Eu não sou coveiro."
Eram 2.584 mortes. O chefe do Executivo, líder da nação, negou-se a responder à pergunta de jornalista sobre quantidade de mortos pela pandemia no Brasil.

28 de abril de 2020

"E daí? Lamento. Quer que eu faça o quê? Sou Messias, mas não faço milagre."

No total, o Brasil somava 5.050 mortes oficiais. Essa foi a resposta do presidente sobre o recorde de mortes por covid-19.

19 de maio de 2020

"Cloroquina" e "tubaína".

Tínhamos 17.971 mortes. O presidente Bolsonaro fez um trocadilho, durante entrevista, ao aconselhar que pessoas identificadas com a direita usassem a cloroquina, enquanto os de esquerda devessem "tomar tubaína".

2 de junho de 2020

"A gente lamenta todos os mortos, mas é o destino de todo mundo."

Eram 31.199 mortes oficiais. O presidente Bolsonaro disse tal frase após uma apoiadora pedir uma palavra de conforto para as famílias em luto.

7 de julho de 2020

"É como uma chuva, vai atingir você."

Oficialmente, 66.741 mortes. O presidente Bolsonaro comparou o coronavírus à chuva, ao dizer que uma grande parte da população seria infectada, e revelou ter testado positivo para covid-19.

16 de setembro de 2020

Posse do quarto ministro da Saúde desde o início da pandemia — general Eduardo Pazuello.

No discurso de posse, o presidente Bolsonaro voltou a defender a eficácia, não comprovada, da cloroquina e a criticar o isolamento social, a imprensa, os governadores e prefeitos por conta de medidas restritivas no decorrer da pandemia.

10 de novembro de 2020
"País de maricas."
Tínhamos 162.829 mortes. O presidente Bolsonaro disse que o Brasil tinha que deixar de ser um país de "maricas" — termo pejorativo para referir-se a homossexuais. Também afirmou que a pandemia estava superdimensionada.
"Geração hoje em dia é Nutella", completou.

17 de dezembro de 2020
"Se tomar vacina e virar jacaré, não tenho nada a ver com isso. Se você virar um jacaré, problema seu. Se você virar super-homem, se nascer barba em alguma mulher aí, ou algum homem começar a falar fino, eles não vão ter nada a ver com isso."
Já eram 184.827 mortes. O presidente Bolsonaro voltou a afirmar que era contrário à vacinação obrigatória contra a covid-19.

5 de janeiro de 2021
"O Brasil está quebrado. Eu não consigo fazer nada. Eu queria mexer na tabela do Imposto de Renda, teve este vírus potencializado pela mídia que nós temos, pela mídia sem caráter que nós temos."
O país chegou a 197.777 mortes. O presidente Bolsonaro afirmou que o Brasil estava "quebrado" e que "não conseguia fazer nada".

22 de janeiro de 2021
"Não está comprovada cientificamente."
Fala do presidente Bolsonaro em referência à vacina da CoronaVac. Já eram 215.243 mortes oficiais.

11 fevereiro de 2021
"O cara que entra na pilha da vacina é um idiota. Quando eu falei remédio, lá atrás, levei pancada. Nego bateu em mim até não querer mais."

"O cara que entra na pilha da vacina, só a vacina, é um idiota útil. Nós devemos ter várias opções."

Tínhamos 236.201 mortes. O presidente Bolsonaro voltou a questionar o uso de vacinas.

4 de março de 2021

"Vai comprar vacina. Só se for na casa da sua mãe."

"Chega de frescura e de mimimi. Vão ficar chorando até quando?"

Eram 260.970 mortes. O presidente Bolsonaro voltou a criticar a compra de vacinas contra a covid-19 pelo governo federal. Na ocasião, disse que havia editado medidas provisórias para destinar R$ 20 bilhões à compra de vacinas.

Chega para o povo! Chega para mim!

Chega de tanto sofrimento e desprezo! Chega de incompetência, de ataque à ciência e à nossa inteligência!

Sou antifascista! Sou antirracista! Sou progressista! Sou feminista!

20 de outubro de 2021

A Comissão Parlamentar de Inquérito (CPI) da Pandemia, em 20 de outubro de 2021, aprovou o relatório de 1.100 páginas sobre a resposta do governo Bolsonaro à pandemia, que demonstrou que o presidente negou a ciência e colocou em risco a saúde e a vida do povo.

As evidências apresentadas no relatório da CPI indicaram que a covid-19 já matou mais de seiscentas mil pessoas no Brasil, mas muitas dessas mortes poderiam ter sido evitadas. O presidente Jair Bolsonaro também foi acusado de recomendar um medicamento sem eficácia comprovada para tratar covid-19, espalhar informações falsas sobre o vírus, opor-se ao distanciamento social, recusar-se a usar máscaras e provocar aglomeração com apoiadores.

Concluiu-se que o objetivo final do presidente Bolsonaro era facilitar o rápido contágio para que o Brasil atingisse a suposta "imunidade de rebanho". De acordo com o relatório, Bolsonaro não apenas se recusou a seguir as recomendações da Organização Mundial da Saúde para proteger a saúde pública, como também tentou impedir que o Congresso, governadores e prefeitos implementassem essas diretrizes.

A crise no estado do Amazonas, em janeiro de 2021, retratou as consequências dessas políticas: no final de 2020, as autoridades amazonenses alertaram o governo federal sobre uma iminente escassez de oxigênio hospitalar, mas, no lugar de garantir o abastecimento, o governo Bolsonaro preferiu enviar medicamentos sem eficácia comprovada contra a covid-19, concluiu o relatório. Quando o oxigênio acabou, muitos pacientes com covid-19 morreram.

A CPI concluiu, ainda, que o governo distribuiu os mesmos medicamentos sem eficácia aos povos indígenas.

O relatório mostrou que o governo Bolsonaro não atendeu a diversas ofertas de vacinas do Instituto Butantan, órgão vinculado à Secretaria de Saúde do governo do estado de São Paulo, e recomendou ao Ministério Público denunciar o presidente Bolsonaro e outras pessoas por uma série de crimes, bem como solicitar o impeachment do presidente.

Para a comissão, Bolsonaro praticou os seguintes crimes:

- crime de responsabilidade, por ter defendido a imunidade de rebanho por contágio, atentando contra o direito à vida e à saúde;
- incitação ao crime ao estimular a população a infringir medidas de distanciamento social e incentivar a invasão de hospitais de campanha;
- emprego irregular de verba pública ao destinar recursos para a compra de remédios ineficazes;
- falsificação de documento particular, ao atribuir ao Tribunal de Contas da União (TCU) estudo questionando o número de mortes por covid em 2020;
- crimes contra a humanidade na condução da pandemia;
- prevaricação, ao não pedir que fosse investigada a suspeita de corrupção na compra da vacina Covaxin;

- charlatanismo, ao defender o uso de remédios ineficazes contra a covid-19;
- crime de infração de medida sanitária preventiva, ao não usar máscaras em público;
- crime de epidemia, ao promover aglomerações de pessoas.

As chances de o presidente Jair Bolsonaro sofrer alguma punição são pequenas na avaliação de analistas políticos. Porém, no ano que vem, teremos eleições, e a resposta deverá ser democrática, refletindo nas urnas de 2022.

Que o povo não se esqueça desses absurdos, deste sofrimento que estamos vivendo com este desgoverno durante a pandemia.

DIZENDO "OLÁ" NOVAMENTE

1 de julho de 2024

A OMS declarou o fim da emergência de saúde para a covid-19 em 5 de maio de 2023. O total de pessoas que morreram dessa doença somente no Brasil passou de setecentos mil.

A vida foi voltando ao "normal", ou a um novo normal, para mim. Aqui, não pegamos covid-19, nem eu, nem meus filhos e nora.

Estamos em julho de 2024, mês do meu aniversário. Nesta época, sempre gosto de refletir, escrever sobre algo que está me mobilizando, por isso, escolhi escrever sobre falas misóginas que ainda recebo por ter deixado meu cabelo grisalho, e agora longo.

Lembro que esse processo começou na pandemia, e a imaginação me levou de volta para lá. Procuro minhas anotações, releio o que já tinha organizado e escrito, junto rabiscos, agendas e recupero o que postei no site e no Instagram; me emociono muito ao me reencontrar com aqueles sentimentos.

Faz três anos que não escrevo — justamente eu, que escrevia todo dia. Olhando para aqueles tempos, consigo agradecer o processo de dor, medo, perdas, mudanças, desafios, afastamento e crescimento.

O cansaço e o desgaste da pandemia e a empolgação pelo novo projeto do sítio criaram uma rotina nova, uma vida nova, na qual a escrita ficou em stand-by. O país segue dividido, polarizado, invadido pelas fake news, preconceitos, violências crescentes.

Não tenho político de estimação; sou trabalhadora, luto pela inclusão social dos menos favorecidos, pelas pautas sociais. Então, foi um alívio ver Bolsonaro não continuar no poder em uma eleição em que quase metade do povo brasileiro votou nele.

Mas essa divisão cobrou seu preço, gerou conflitos familiares, amizades estremecidas, rompimentos. Os absurdos da pandemia foram quase apagados.

O ano de 2020 está ficando muito, muito longe, cada vez mais. Daqui a pouco, as pessoas vão duvidar que foi tão difícil... corre até o risco de ser esquecido. Acho que muitos gostariam de esquecê-lo ou esconder o que viveram.

Quanto a mim, quero honrá-lo. Tudo ficou bem guardado nos meus escritos, nas minhas emoções, desilusões e na minha esperança. Eu aceito o convite para revisitá-lo; não quero correr o risco de esquecê-lo, oferecendo a mesma experiência a quem quiser vir comigo.

O que vivemos e aprendemos nessa experiência devastadora? Nós, humanos, como seres sociais, precisamos das trocas e, durante um tempo, elas foram impedidas na vida de muita gente.

Para mim, tudo mudou. Todos mudamos. Mudaram as formas de trabalho, de comunicar-se, de relacionar-se. Mudaram conceitos, verdades, hábitos, prioridades essenciais.

A pandemia afetou nossa saúde física e mental; a dependência da tecnologia ficou gigante; o medo se tornou presente, mais real nos nossos cotidianos. E vimos como cada um expressa o seu medo.

O medo pode vir pela raiva, pelo egoísmo, individualismo, pela invisibilidade da dor do outro, negação, opressão; vimos tudo isso. Mas também vimos solidariedade, ações conjuntas de alívio, de apoio, para as dores físicas e emocionais, compaixão e afeto.

Cada um mostrou o que tinha de intenção — boa ou ruim. A pandemia só despertou o que temos dentro de nós, desenvolveu como uma boa e forte lente de aumento, como sempre digo.

Sabemos que o antídoto do medo é a vulnerabilidade, seu enfrentamento, e foi assim que vivi a pandemia. Com vulnerabilidade, enfrentamento dos meus medos e ação no mundo.

Hoje, quando estava entrando no meu bairro, Ratones, pela estradinha de acesso, aguardava a velocidade de dois homens que andavam a cavalo à minha frente. Sorri e pensei nesta nova "eu".

Como amo minha nova vida! Eu aguardo pavão atravessar a rua e já socorri sagui atropelado. Entendi que os cachorros caramelo são os donos da rua; desvio, aguardo. Reconheço o canto do tucano quando vão chegando, à tarde, para comer coquinhos.

Conheço as folhas para chá, as frutas de cada época, os sinais das estações. Tenho quintal, balanço e muitas flores. Cuido delas com mais conhecimento e relacionamento. Aprendi a conviver e apreciar a chuva e o frio. Tem uma beleza especial nisso.

Tenho silêncio natural. Tenho cachorro. Tenho os filhos bem perto — que presente! Orgulho do nosso relacionamento construído com respeito, ao ritmo e conforme as escolhas de cada um.

Detalhes que não pensei que viveria, tendo morado, nos últimos 36 anos, em apartamento, no centro de uma grande cidade, com asfalto, barulho de avenida. Eu estava totalmente adaptada àquela vida, era realmente feliz. Amava o pôr do sol e tinha janelas à prova de som.

Não tinha outras perspectivas... até a chegada da pandemia. Fui privilegiada, eu sei: uma oportunidade de viver, sentir, pensar diferente, mais consciente, mais fora da bolha, mais focada no meu propósito, com mais vitalidade e clareza. Sem romantizar, penso que foi bom em uma perspectiva individual, porque eu aceitei o convite, o desafio da mudança que a pandemia colocou para mim.

Como diria meu personagem General: "Estávamos em guerra". Foram quase quatro anos de luta, empurrando-me para seguir sempre. Não briguei com a vida, não reclamei do tanto que trabalhei; eu fui e fiz. Dediquei-me para chegar a este momento, aqui.

Claro que senti a sobrecarga, faltas, saudades, dúvidas, solidão e angústia quando me afastei das funções de coordenação da ONG ASSIM, para finalizar as obras das casas, finalizar o projeto da Villa Lenzi.

E, quando tudo parecia finalizado, estando há dezoito dias na casa nova, pronta para encerrar o ano (2022) e comemorar, para retomar meus outros projetos, a natureza apresentou sua força: o morro deslizou com a chuva, destruindo os fundos da minha casa, o muro. Meu carro amanheceu embaixo dos escombros, perda total.

"Só perdas materiais", eu repetia para mim, consolando-me, enquanto via as notícias de mortes por deslizamentos na BR-101, naquela mesma noite.

Estava bem cansada, com pouca reserva emocional, pouca reserva financeira e um retrocesso de seis meses. Voltei aos pedreiros: mais obras, mais gastos, desgastes.

Eu achava que estava no cenário mais difícil possível dos últimos anos, aprendendo tudo o que precisava e assimilando as lições, mas não; não temos controle de nada. Precisamos viver essa verdade e trazer a imprevisibilidade, a impermanência, a finitude para o nosso cotidiano.

No dia 10 de junho de 2023, minha mãe partiu. Ninguém espera ou se prepara para a morte, e a perda da mãe é visceral. Um processo sensível de luto, até conseguirmos internalizá-la em nosso self, para estarmos em diálogos, para dizer "olá" novamente.

Hoje, convivo melhor com a dor do luto, mas ela está sempre ali e pede, vez ou outra, espaço para falar e sentir.

Voltando ao agora, sinto que faz um tempo que as coisas se acalmaram: a tempestade não fez mais estragos, a vida tem me permitido tempo de qualidade para processar tudo o que vivi, revigorar-me na natureza, na paz e na calma do meu lugar. Escuto os novos chamados e digo "sim" para a ONG ASSIM, para aulas, cursos e escrita.

Não estou de volta; estou dizendo "olá" novamente!

Sou muito diferente da minha versão pré-pandemia, tenho os meus "nãos" mais claros e autorizados. Às vezes, parece dureza, mas são as minhas certezas que me fortaleceram.

Devo satisfação a mim, ao meu senso de mim, meu propósito e minhas escolhas — caminho que suplemento com os que amo, suficientemente diferentes de mim, para gerar novas movimentações.

Estou mais guerreira, mais indignada e motivada a lutar pelas pautas sociais. Deixo mais clara a minha voz.

Se eu me expressar, posso ferir alguém; se eu não me expressar, a pessoa ferida serei eu. E pessoas feridas ferem pessoas. Então, escolho a mim com o outro. Escolho a forma gentil e dialógica de posicionar-me e seguir adiante.

EPÍLOGO
20 de agosto de 2024

"Então eu ainda tenho voz neste mundo pós-pandemia", confirma minha personagem interna Esperança.

Sim, com certeza. Aprendemos na prática e na vulnerabilidade que precisamos estar juntos nas grandes causas sociais para termos o mundo que queremos ter. Então sigo buscando com entusiasmo os parecidos.

"O que vamos inventar juntas?", ela me pergunta.

Vamos ampliar o número de voluntários na ONG ASSIM, fortalecer nossa comunidade. Também aceitar aulas e cursos fora da nossa rede, para conhecer novas pessoas e juntar esforços nas nossas causas. Levar minhas reflexões pelos vários canais em que a conexão se dá pela fala e escrita: artigos científicos, livros, escritos no site, conteúdo para as redes sociais.

Sinto o alvoroço interno de várias vozes conhecidas: a Esperança, a Alegria, a Ativista, a Escritora.

"E como vai ser o planejamento desta nova etapa?", pergunta meu General interno.

Depois de tudo o que vivi nestes últimos quatro anos, aprendi que é melhor esperar o caminho ir surgindo ao caminhar.

Quando uma causa é social, precisamos mudar todos juntos. Você aceita esse convite?

FONTE Arboria, Minion Pro
PAPEL Pólen Natural 80 g/m²
IMPRESSÃO Paym

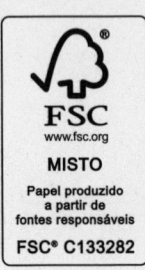